DES

LÉSIONS TROPHIQUES

ET DES

TROUBLES SENSITIFS

DANS LES GELURES ANCIENNES

PAR

GERMAIN,

Docteur en médecine de la Faculté de Paris.

PARIS

V. ADRIEN DELAHAYE et Cie LIBRAIRES-EDITEURS

PLACE DE L'ÉCOLE-DE-MÉDECINE

1879

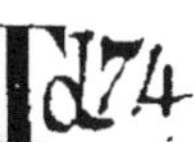

DES

LÉSIONS TROPHIQUES

ET

DES TROUBLES SENSITIFS

DANS

LES GELURES ANCIENNES

DES

LÉSIONS TROPHIQUES

ET DES

TROUBLES SENSITIFS

DANS LES GELURES ANCIENNES

PAR

GERMAIN,

Docteur en médecine de la Faculté de Paris.

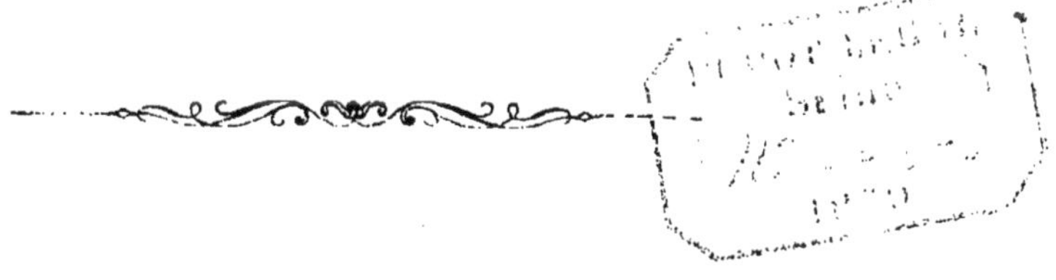

PARIS

V. ADRIEN DELAHAYE et Cie LIBRAIRES-EDITEURS

PLACE DE L'ÉCOLE-DE-MÉDECINE

1879

DES LÉSIONS TROPHIQUES

ET DES

TROUBLES SENSITIFS

DANS LES

GELURES ANCIENNES

INTRODUCTION.

Nous avons jugé utile pour la science et intéressant pour l'observateur de publier quelques notes recueillies par nous dans les hôpitaux de Paris. C'est cette considération qui nous a décidé à en faire le sujet de notre thèse inaugurale.

Ces notes ont rapport à des malades qui, à une époque plus ou moins éloignée, avaient subi à différents degrés l'action prolongée d'un froid rigoureux, et qui présentaient diverses lésions chroniques, les unes fonctionnelles, les autres anatomiques.

Expliquons d'abord les termes.

Pour nous, le mot *gelure* est une expression générique qui comprend tous les degrés des auteurs classiques, depuis l'érythème jusqu'à la mortification complète des tissus. A ces limites extrêmes de la gelure seront particulièrement appliquées les appellations de *froidure* et de *congélation*, simplement pour les désigner, et en dehors de toute intention systématique et de classification.

En appelant *trophiques* les lésions chroniques que les gelures déterminent, nous voulons seulement exprimer ce que nous avons vu, la déchéance nutritive traduite par des lésions matérielles, sans prétendre en indiquer sûrement la pathogénie, ni trancher une question anatomo-physiologique encore fort débattue.

Ce fut sur les remarques de notre cher et savant maître M. Terrier, que notre attention fut attirée sur la relation de cause à effet qui existe entre ces lésions et les circonstances qui ont précédé leur apparition. Il nous engagea à étudier ce sujet : ses leçons et ses conseils nous ont servi de guide dans notre travail. Que ce maître bienveillant reçoive ici l'expression de toute notre reconnaissance. — Pour suppléer à l'insuffisance des descriptions et tâcher de faire *voir* ce qu'elles pourraient ne pas bien faire comprendre, nous intercalerons dans le texte deux planches contenant les principales lésions des extrémités inférieures. Nous les devons à l'obligeance et à l'habileté de M. P. Richer, alors interne du service; nous lui en adressons nos sincères remerciements.

Des faits semblables à ceux que nous avions étudiés à l'hôpital Temporaire ont été ensuite observés dans d'autres services, et sont venus achever notre conviction en confirmant l'enseignement que nous avions reçu.

Après l'exposé clinique des lésions, nous tenterons quelques explications sur leur pathogénie, en nous éclairant de l'anatomie et de la physiologie pathologiques. Comment l'action du froid a-t-elle primitivement rompu l'équilibre entre les échanges qui s'opèrent dans les éléments des tissus, équilibre qui constitue la santé et la vie des organes? Sous quelle influence cette perturbation a-t-elle persisté en se traduisant par des lésions chroniques?

Nous tâcherons de répondre à ces questions le mieux possible. Toutefois, nous n'ignorons pas les difficultés que présentent cette seconde partie de notre travail. Aussi, l'aborderons-nous avec circonspection, nous mettant à l'abri des autorités les plus compétentes, et en faisant, dès à présent, toutes nos réserves à cet endroit. Et, la théorie fut-elle en défaut ou insuffisante à rendre compte des données de l'observation, nous ne pensons pas qu'elles fussent infirmées pour cela. Pour compléter notre pensée et la rendre plus générale, nous dirons même que non-seulement, à notre avis, la clinique est une science dont l'existence est réelle et indépendante des autres sciences médicales ; mais encore que, bien souvent, par l'analogie et des inductions légitimes, elle leur est d'un puissant secours dans la recherche des causes et du développement des maladies.

Le diagnostic, le pronostic et le traitement ne donneront lieu qu'à de brèves considérations.

Par ce qui précède, il est facile de voir que notre cadre est restreint, et que nous n'avons pas l'intention de faire une monographie de la gelure. En conséquence, des nombreux travaux publiés sur cet accident, nous n'avons retenu que les indications qui ont un rapport direct avec notre sujet, et qui peuvent servir à le mettre en lumière. Les renseignements fournis par nos devanciers sont malheureusement bien réduits. Nous ne connaissons pas d'étude spéciale sur ces affections, et leur place n'est pas encore marquée dans les ouvrages classiques. Quelques propositions émises au commencement de ce siècle sembleraient indiquer que, à cette époque, on avait déjà entrevu que, dans les gelures, tout ne se borne pas à des accidents aigus et locaux. Certains faits rapportés par les chirurgiens de l'armée de Crimée ont une analogie évidente avec les nôtres. Mais c'est seulement dans une récente publication, qui sera citée en temps et lieux opportuns, dans le cours de cette étude, que nous avons trouvé quelques renseignements précis.

Ainsi, née d'hier, cette question des lésions trophiques à la suite de gelures n'aura, comme témoignage historique, que celui des auteurs auxquels nous venons de faire allusion, Nous aurions pu, nous aurions dû, peut-être, ne pas faire remonter plus haut l'exposé de nos recherches à cet égard. Cependant, il nous a paru bon de marquer par quelques jalons la voie parcourue par les écrivains qui se sont occupés de l'action du froid sur l'organisme en général, nous arrêtant aux principales étapes de progrès pour indiquer en quelques mots le développement successif de cette étude jusqu'à l'apparition des premiers aperçus sur les lésions trophiques.

HISTORIQUE.

Un fléau, auquel Sydenham reprochait d'avoir causé plus de maux que la peste, la guerre et la famine ensemble, ne pouvait manquer d'historiens. L'attention des premiers observateurs fut naturellement attirée par les effets apparents, locaux et généraux, qui se montrent les premiers par suite de l'impression du froid sur nos organes. Les plus anciens auteurs, médecins ou non, les signalent dans leurs écrits.

Les livres hippocratiques mentionnent la funeste influence du froid sur le cerveau, la moelle épinière et les nerfs, sans indiquer, d'ailleurs, en quoi elle consiste.

Xénophon, dans la *Retraite des Dix-Mille*, rapporte que plusieurs de ses soldats eurent les oreilles et le nez gelés dans les montagnes de la Thrace.

Voici en quels termes l'historien d'Alexandre raconte les maux que le froid fit endurer aux Macédoniens, dans le pays des Parapamisades : « Multos examinavit

« rigor insolitus nivis, multorum adussit pedes ; pluri-
« morum oculos. Præcipue perniciosus fuit fatigatis :
« quippe ipso gelu deficientia corpora sternebant; quæ,
« quum moveri desissent, vis frigoris ita adstringebat,
« ut rursus ad surgendum conniti non possent. A com-
« militonibus torpentes excitabantur, neque aliud reme-
« dium erat quam ut ingredi cogerentur : tum demum
« vitali calore moto, membris aliquis redibat vigor. » (1)

Ce tableau ne manque ni d'exactitude, ni de développement : il est encore vrai aujourd'hui dans ses traits généraux et nous a paru mériter d'être rapporté ici.

Plus d'une fois Galien fut obligé de faire l'amputation de doigts *frigoris vi enectos*, dit le traducteur.

L'école arabe ne nous arrêtera pas, et pour cause. C'est que nous la connaissons bien peu. Il nous en coûte d'autant moins de faire cet aveu, que nulle part, dans les ouvrages que nous avons consultés pour cette étude, il n'est fait mention des représentants de cette école. C'est là l'excuse de notre négligence si nous avons mérité ce reproche.

Au XVIe siècle, nous retrouvons les effets de la gelure décrits avec un peu plus de détails et de précision par les médecins de la Renaissance.

Fabrice de Hilden, entre autres, parle de plusieurs cas de gangrène par congélation, qui nécessitèrent l'ablation des pieds et des mains : « Hic memini, dit-il, « me anno 1588, mense decembri, cum clarissimo et « longe celeberrimo Jano Antonio Saraceno, medico

(1) Quinte-Curce. De rebus gestis, Alesandri Magni, liv. VII.

« regio, curare comitem Mansfeldium, cui gangrena ex « frigore utrumque pedem invaserat, unde et digiti ali- « quot perierunt : attamen brevi sanatus est. Curabam « quoque tum temporis supra quinquagenta equites et « milites germanos hoc ipso morbo ex eadem causà con- « tracto laborantes; ex quibus complures restituti, nec « tamen sine tibiarum aut pedum manuumve detri- « mento.

« Eodem tempore (proh dolor!) dissipatas magnas- « illas Germanorum nostrorum in Gallia copias hostis in « Sabaudiam usque ita persequebatur, ut plerique miseri « natatis amnibus, aliique, locis nivosis superatis, vitam « fuga redimere cogerentur.

« Eâdem ex causâ paulo post abierunt plurimi lypothi- « mia, syncope ac sudoribus frigidissimis ; alii vero gan- « grenâ et sphacelo correpti. Hos interim boni Gene- « venses (quod commemorare juvat) benigne et christiane « amplexi sunt, nonnullos xenochodio suo, alios privatis « edibus excipientes, iisque liberaliter medicos et chi- « rurgicos suos adhibentes ; sed et plerisque sanitati re- « ductis, et in patriam remigrantibus suppeditavere tum « pecuniam, tum etiam vestimenta, quoniam spoliati « nudatique venerant. » (1)

L'étendue de cet extrait est justifiée par l'importance des renseignements qu'il contient : gravité des lésions locales, déterminées par la congélation ; infirmités qui peuvent s'en suivre ; effets généraux du froid sur l'économie. Par ce passage on voit aussi que ce n'est pas

(1) Fabrice de Hilden, De gangrena et sphacelo tractacus methodicus, page 49.

d'aujourd'hui que les armées en détresse trouvent au-delà du Jura une généreuse hospitalité.

Notre Ambroise Paré rapporte plusieurs cas analogues à ceux de son contemporain allemand. Il a, dit-il, *médicamenté* en Piémont plusieurs soldats frappés de gangrène, par *perfrigération* et *grandes morfondures*, pendant la traversée des Alpes. Il insiste sur ce fait « que les parties extrêmes étant celles-ci les plus éloignées du cœur, comme les pieds et les mains; ou les plus froides de leur tempérament, comme le nez, les oreilles et autres cartilagineuses, sont toujours saisies les premières. » (1)

Cette judicieuse observation, du premier de nos grands chirurgiens, établit, comme règle générale, ce qu'on avait regardé jusque-là comme accidentel ; elle marque un réel progrès dans l'étude de la gelure, sauf les restrictions à faire sur l'interprétation des faits.

Au XVIIIe siècle parurent plusieurs monographies du froid et de ses effets sur le corps humain. Elles présentent entre elles une frappante ressemblance ; les titres en sont presque identiques, et les données aussi peu variées que les titres. Une des plus remarquables, selon nous, est celle de Quelmalz, publiée à Leipsig, en 1775. Elle se trouve aussi dans la collection des thèses rapportées par Haller. Quelmalz ne fait guère que commenter les paroles d'Ambroise Paré, concernant l'action élective du froid sur les extrémités. Seulement,

(1) Ambroise Paré. Des causes particulières de la gangrène, édition de Malgaigne, Paris, 1840, 2e vol., page 214.

cet auteur ajoute une nouvelle et importante remarque au point de vue des phénomènes généraux de la congélation : c'est la fréquence de l'apoplexie cérébrale, qu'il signale et explique en ces termes : « Nec in super- « ficie solum distributos canaliculos afficit (frigus); sed « ipsa sanguiflua per musculos excurrentia vasa strangit, « sanguinemque versus truncos majores repellit, sic- « que, ad corticem cerebri tenuioraque plexus coroïdi « vascula adeo reprimi, cogitat, ut vel impressio princi- « piorum nervorum, vel perruptio eorumdem humorum » in ventriculis cerebri apoplexiæ causa fréquens. » Puis, comme conséquence de ce qu'il vient de dire, l'auteur ajoute cette réflexion : « Quid mirum et tremorem et « paralysim pedum aliarumque partium eo obrigescen- « tum diu insequi ? » (1) Ainsi, voilà des troubles qui persistent longtemps dans *les parties roidies par le froid*, et ces troubles seraient sous la dépendance d'une lésion cérébrale ? Bientôt nous verrons Larrey exprimer à peu près la même idée. N'y a-t-il pas là un premier soupçon de nos lésions trophiques ?

Le commencement de ce siècle fut particulièrement favorable à l'étude des accidents causés par le froid. Dans l'une des nombreuses thèses publiées alors sur ce sujet, nous lisons ces mots déjà significatifs : « La congélation porte des atteintes plus profondes qu'elles ne le paraissent d'abord ; les os, particulièrement, y sont très-sensibles. Telle gangrène qui paraît superficielle

(1) Quelmalz, Programma quo frigoris acrioris in corpore humano effectus expendit, Leipsig, 1775.

entraîne une nécrose. » Un peu plus loin, le même observateur dit encore « qu'il est des plaies de congélation qui, après avoir marché rapidement vers la guérison, s'arrêtent tout à coup, et que des mois entiers s'écoulent sans apporter aucun changement à leur terminaison. » (1)

Dans ses Mémoires, Larrey, l'illustre chirurgien de de la Grande Armée, rapporte qu'après son retour en France, il a vu un grand nombre de personnes de l'expédition de Moscou, qui avaient conservé des hémiplégies « dépendantes, évidemment, d'une désorganisation incomplète du cerveau. » (2). Quelle est cette désorganisation ? dépend-elle d'une apoplexie, comme le voulait Quelmalz, ou de tout autre processus morbide ? L'auteur ne s'en explique pas. Quoi qu'il en soit, ce qui est certain, c'est que les trois observateurs que nous venons de nommer ont reconnu que des affections chroniques mal définies peuvent persister à la suite des congélations.

Pendant de longues années, ce point de pathologie resta stationnaire malgré des travaux importants, ceux, entre autres, de Gerdy, Lacordère, Shripton (3).

En 1854-55, l'expédition de Crimée ouvrit un nouveau champ d'observation pour l'étude des gelures. Aux fatigues d'un siége long et périlleux vinrent s'a-

(1) F. Hoin, Exposé de la congélation, thèse de Paris, 1813.

(2) Larrey, Mémoires de chirurgie militaire et Campagne, Paris, 1817.

(3) Gerdy, Mémoire sur l'influence du froid sur l'économie, Journal hebd., t. VIII, 1830. — Lacordère, Traité du froid, 1839. — Shriptond. Relat. méd. et chir. de l'exp. de Bouthaleb, 1846.

jouter les souffrances d'un hiver exceptionnellement rigoureux : sur un terrain aussi bien préparé, le froid ne pouvait manquer d'exercer de grands ravages. Les chefs éminents du service de santé ont laissé sur ce fléau d'intéressantes relations, où nous trouvons, à notre point de vue particulier, de précieux renseignements. « La coloration, l'épaississement, la dureté du derme, dit l'un d'eux, disparaissent les premiers ; la sensibilité ne revient que la dernière, et graduellement; plusieurs malades ne l'ont pas encore recouvrée, bien que leur affection date de cinq ou six mois, qu'ils se chaussent et marchent comme à l'ordinaire. Il y a peu de jours que nous avions, dans nos salles du Val-de-Grâce, un malade qui, huit mois après avoir eu les orteils gelés en Crimée, pouvait à peine, encore aujourd'hui, faire quelques pas. Chez lui, les ongles renversés en arrière croissaient perpendiculairement aux orteils, qui ne pouvaient supporter le plus léger contact. » (1).

Un autre chirurgien, de la même armée, dit aussi qu'il a retrouvé à l'hôpital militaire de Lyon, au mois de septembre 1856, un chasseur à pied, qu'il avait soigné au mois de mars précédent, à Constantinople, pour une congélation des orteils au premier degré, et chez lequel la sensibilité tactile de ces organes n'était pas encore recouvrée. Les douleurs persistaient également encore à cette époque, c'est-à-dire huit mois après la congélation. « Ce qu'il y a de plus saillant dans la marche de cette affection, dit-il encore, c'est la lenteur

(1) Legouest, Des congél. observées à Constantinople pendant l'hiver 1854-55. In Mémoires de méd. et de chir. mil., t. XVI, Paris, 1855.

avec laquelle se rétablissent les fonctions de la partie malade. » (1).

Legouest avait déjà fait la même observation et constaté que « l'exercice des fonctions et le retour à l'état sain de la peau, après les congélations des deux premiers degrés, et la cicatrisation des plaies succèdant à celles des autres degrés, se fait très-longtemps attendre. » (2)

Maupin confirme les remarques de ses collègues. Mais envisageant surtout la question du traitement, il attribue cette lenteur de la guérison ou la persistance des lésions aux mauvais moyens employés pour les combattre. Voici comment il exprime sa manière de voir : « J'ai, depuis mon retour en France, rencontré un certain nombre de congélations des pieds, dont le traitement, soit en Crimée, soit à Constantinople, soit en France, avait été livré plus particulièrement aux topiques aidés çà et là du bistouri. Ces guérisons, dans la majorité des cas, ne m'ont point satisfait. Ou elles étaient incomplètes, c'est-à-dire avec fistules , ou elles étaient complètes, et dans ce cas, le résultat, au point de vue de l'exercice du membre, de la station, de la marche, m'a paru souvent défectueux. » (3).

Il suffira de se rappeler ces citations et de les comparer à nos observations pour y reconnaître la physio-

(1) Valette, Mémoire sur les congél. des pieds et des mains, Mém. de méd. et de chir. mil., t. XIX, p. 219.

(2) Legouest, loc. cit.

(3) Maupin, Des congélations au point de vue de leur traitement par les opérations, Mém. de méd. et de chir. mil., t. XIX, page 280.

nomie générale et même quelques traits particuliers du syndrome que nous avons observé. C'est aussi l'impression qu'on éprouve à la lecture de certains passages d'une thèse récente, où il est parlé de la forme anormale que peuvent prendre les ongles chez les personnes qui ont été atteintes de gelure ; de douleurs persistantes et qui reparaissent au moindre froid pendant des années ; et de l'ataxie des mouvements dans les membres autrefois congelés (1). Toutes ces lésions sont comprises dans la thèse que nous mentionnons sous la rubrique de *complications tardives*, et qualifiées de rares et peu importantes.

A mesure que les descriptions se succèdent, elles deviennent plus explicites, concernant les lésions trophiques. Dans une brochure publiée l'année suivante, MM. Duplay et Morat disent qu'ils ont vu plusieurs fois le mal plantaire se montrer à la suite de congélations des pieds. Ils donnent, à ce propos, une observation du plus haut intérêt, sur laquelle nous nous réservons de revenir à l'article de l'anatomie pathologique. Disons seulement, par anticipation, que ces observateurs ne rapportent pas seulement un fait bien constaté, mais qu'ils ont été les premiers à en rechercher la nature et la raison physiologique (2).

Voilà exposés, aussi exactement que possible, l'ori-

(1) Babaut, Etude sur les gelures, thèse de Paris, 1872.

(2) S. Duplay et J. P. Morat, Recherches sur la nature et la pathogénie de l'ulcère perforant du pied, Paris, 1873.

gine, le développement, l'état actuel de la question des lésions trophiques par congélation, et la part qui revient à chacun de ceux qui ont apporté leur tribut à cette étude. Mais, les données que nous avons recueillies, éparses çà et là dans des ouvrages divers, n'étaient ni assez nombreuses, ni assez complètes, ni assez précises pour fixer les idées sur ce sujet et servir de base sérieuse à des travaux ultérieurs. Celles que nous apportons, à notre tour, contribueront, c'est notre espoir, à combler cette lacune.

CLINIQUE

Ce qui frappe tout d'abord dans l'étude des lésions trophiques consécutives aux gelures, c'est la variété et la multiplicité de ces lésions. Généralement, il en existe plusieurs en même temps, tantôt les unes, tantôt les autres. Quelquefois, nous avons vu réunies sur un même sujet, toutes les espèces que nous allons décrire.

Mais, sous cet aspect changeant et variable de l'ensemble symptomatologique, apparaît un phénomène constant, qui n'a fait défaut dans aucun des cas observés par nous : c'est un trouble de la sensibilité générale dans l'organe qui fut réfrigéré. Ordinairement il se manifeste dès le début des accidents trophiques, et persiste encore quand les autres symptômes s'amendent ou sont disparus : il ouvre et ferme la scène et la domine tout entière.

Puis, autour de cet élément nerveux fondamental, viennent se grouper, à titre de complications rares ou de conséquences habituelles, d'autres troubles fonctionnels et des lésions anatomiques. Ces dernières, au double point de vue de la clinique et de la santé des malades, sont de beaucoup les plus importantes et les plus graves : ce sont celles que nous ferons d'abord connaître. Les troubles fonctionnels seront l'objet d'un second chapitre.

CHAPITRE PREMIER

LÉSIONS TROPHIQUES.

Elles sont toutes locales et ne se montrent que sur les organes autrefois gelés. Toutes les gelures anciennes que nous avons eues sous les yeux portaient sur les extrémités inférieures ; une seule fois, sur la main droite. La peau et ses annexes, le tissu cellulaire sous-jacent, et les articulations étaient le siége principal de la déchéance, de la nutrition. Le tissu musculaire nous a paru relativement réfractaire à l'action nocive du froid.

Lésions de la peau.

Cet organe, qui supporte le premier, le choc de l'agent morbide, garde de nombreuses traces de sa violence:

1° Changement de coloration, troubles des sécrétions;

2° Atrophie ou hypertrophie ;

3° Ulcérations.

Article 1. — Le changement de coloration de la peau est ce qui attire d'abord l'attention quand on est en présence de certaines gelures anciennes. L'absence de ce symptôme est une rare exception ; nous ne l'avons observée que dans le seul cas de gelure de la main. Le degré d'intensité du froid peut être la cause de ce fait singulier, et rien ne peut porter à croire que, dans les mêmes conditions de température, cette pigmentation se manifeste de préférence sur telle ou telle partie de la surface cutanée.

Dans les gelures des extrémités inférieures, nous avons constamment remarqué le changement de coloration de la peau. Tantôt cette anomalie occupait, sans solution de continuité, le pied et la partie inférieure de la jambe ou bien le pied seulement, et même la partie antérieure du pied ; tantôt elle ne s'étendait qu'à une surface limitée, en formant une plaque plus ou moins considérable. Une fois, nous l'avons vue remonter jusqu'à la partie moyenne de la cuisse. Elle varie du brun roussâtre ou brun foncé : le masque de la grossesse et la peau bronzée de la maladie d'Addison donnent une idée assez exacte de ces degrés extrêmes. Ce maximum et ce minimum de coloration se voient ordinairement en même temps, le premier, au centre ; le second, sur les bords de la plaque pigmentaire qui, insensiblement, se confond avec la peau saine circonvoisine. On comprend, dans certains cas, toute l'importance d'un grand bain, pour bien se rendre compte de ces nuances de coloration. Quelle est la cause immédiate de cette altération cutanée? assurément, une accumulation morbide de pigment, due à une perversion de sécrétion de la couche de Malpighi.

Les petits organes placés dans la peau n'échappent pas, on le conçoit, à l'action du froid : les glandes sudoripares et les matrices des ongles y paraissent surtout sensibles. Les troubles cutanés de cette seconde catégorie sont tout aussi bénins que les précédents, et n'ont pas plus qu'eux de conséquences fâcheuses pour la santé. Cependant, une déviation très-prononcée ou l'absence des ongles peuvent avoir quelques inconvénients dans la marche ou la station. Ces deux accidents sont aussi beaucoup plus fréquents que les troubles de la sécrétion sudorale. Nous croyons que c'est ici la place la plus convenable de parler des uns et des autres.

Dans des conditions absolument identiques, il peut se produire une diminution, une cessation complète ou une augmentation de la sudation, sans pouvoir expliquer ces deux effets contraires d'une cause unique. Comme la pigmentation, ces phénomènes sont locaux ; et ne se sont produits, dans les trois ou quatre cas que nous avons vus, qu'aux extrémités inférieures qui avaient été gelées. Un de nos malades, plusieurs années avant son entrée à l'hôpital, et lorsqu'il se considérait en bonne santé, avait remarqué avec surprise que, sans raison, en dehors de tout exercice, la nuit comme le jour, ses pieds et ses jambes se couvraient de sueur. Quand nous l'examinâmes pour la première fois, de nombreuses gouttelettes de sueur perlaient sur ses pieds, et maintes fois depuis, nous avons pu faire la même observation. Chez un autre malade, dont nous rapporterons aussi l'histoire dans un moment, ce n'était que la face interne du pied, au voisinage d'une ulcération assez grave, que se faisait remarquer une sudation d'autant plus frappante, que le pied était dans un état de refroidissement considérable. Un troisième, par contre, qui avait habituellement les pieds en moiteur avant sa gelure, et en suait abondamment après la plus petite marche, vit de bonne heure les sécrétions cutanées diminuées, et bientôt suspendues. La réaction chimique des sueurs n'est pas mentionnée dans nos observations ; nous ne pouvons que regretter cette lacune, bien qu'elle ne soit pas d'une importance capitale.

L'altération des ongles, avons-nous dit, est très-fréquente dans les anciennes gelures. En dehors de l'état aigu, qui n'est point en cause ici, surviennent des chutes tardives, se succédant à des intervalles plus ou moins éloignés. Nous avons vu un cas où cet accident s'était reproduit quatre fois pour le même ongle, dans l'espace de quelques années, sans traumatisme, bien entendu, ni affection inflammatoire de l'orteil. C'est ordinairement ainsi que les choses se passent. Rien d'insolite n'a attiré l'attention des malades, et un beau jour ils s'aperçoivent que leurs orteils sont dépouillés de leurs ongles. Mais il est rare que les récidives soient aussi répétées que dans l'exemple ci-dessus.

Il ne s'ensuit pas de conséquences fâcheuses pour les

orteils eux-mêmes, et la lésion reste localisée aux petits organes protecteurs des extrémités digitales. Les uns ne reparaissent plus du tout, ou bien restent rabougris, minces, d'une étendue comparable à la lunule, et même sortent à peine de la matrice. Les autres, et c'est le plus grand nombre, conservent ou dépassent leurs dimensions normales, en changeant complétement de forme et de couleur. Ils sont épais, rugueux, noirs et friables, Leur aspect est quelquefois des plus bizarres : tantôt ce sont des lames implantées perpendiculairement à la place des ongles; tantôt, des espèces de petites cornes recourbées dans tous les sens. C'est aux gros orteils que nous avons vu ces lésions le plus prononcées.

La croissance des ongles éprouve en même temps un ralentissement ou un arrêt complet. Voici, à cet égard, le résultat d'une petite expérience que nous avons faite sur un de nos malades, à l'hôpital Temporaire, et qui a duré deux mois :

Pied droit...	Gros orteil		0,005
	2e	—	0,002
	3e	—	0,000
	4e	—	0,001
	5e	—	l'ongle n'existe pas.
Pied gauche.	Gros orteil		0,005
	2e	—	0,003
	3e	—	0,000
	4e	—	0,001
	5e	—	l'ongle n'existe pas.

Cette expérience consiste à noircir les ongles avec une solution de nitrate d'argent : la partie non colorée donne la mesure de la croissance pendant un temps donné. Le tableau ci-dessus nous montre que, dans le cas actuel, la croissance maximum a été de 5 millimètres en deux mois; tandis qu'à l'état physiologique elle est, d'après Beau, de 4 à 5 millimètres par mois.

De plus, on voit que la gradation est descendante à partir du premier orteil, avec cette exception curieuse que, aux deux pieds, la croissance est nulle pour les ongles des troisièmes orteils. L'anomalie présente, en outre, une symétrie remarquable, sauf pour le pied gauche où il y a une petite différence en plus.

Les poils, malgré leur parenté avec les ongles, n'ont offert, contrairement à nos prévisions, aucune altération dans leur structure, leur croissance, leur coloration, et n'onnt donné lieu à aucune remarque particulière.

Article II.— L'atrophie de la peau n'est pas une lésion commune dans les anciennes gelures : nous ne l'avons observé que deux ou trois fois sur une douzaine de cas que nous possédons. L'altération porte surtout, peut-être uniquement, sur l'épiderme, qui devient alors lisse et luisant. Dans ces conditions, les papilles nerveuses, insuffisamment protégées, deviennent douloureuses au moindre contact. C'est là, croyons-nous, la cause de cette sensibilité exagérée signalée, comme nous l'avons vu, par les chirurgiens militaires, et que nous avons aussi rencontrée. On verra, dans nos observations, un malade, entre autres, qui était obligé de s'envelopper les pieds pour les protéger contre le frottement de ses bottes. Ici, la lésion épidermique était limitée à la face supérieure des orteils et des pieds. Mais elle peut occuper une étendue bien plus considérable. Chez un autre de nos malades « on voyait dans les trois quarts antérieurs des deux jambes, une peau rouge, tendue, luisante, dont l'épiderme, à peine forme, laissait, ça et là, quelques points à vif. » Il existait en même temps de l'eczéma ; mais sans ces douleurs atroces qui ont été signalées dans des lésions semblables, et désignées sous le nom de *causalgie*.

L'hypertrophie de la peau est beaucoup plus fréquente que l'atrophie. C'est encore l'épiderme qui est ici le principal intéressé. La peau se couvre de squames épithéliales, à peu près comme dans l'ichthyose. Ce revêtement écailleux est formé de petites lamelles minces, nacrées et translucides, ou bien pigmentées, noirâtres, plus ou moins adhérentes à la peau suivant leur âge. Ces lamelles avaient quelquefois des dimensions et une forme facilement appréciables à l'œil nu ; d'autres fois elles offraient un aspect pulvérulent. Le malade qui fait l'objet de l'observation suivante, est un exemple remarquable de cette hypersécrétion épithéliale de l'épiderme.

Obs. I. (Personnelle). — Ancienne gelure des pieds. Plaques épidermiques squameuses sur les jambes. Coloration noirâtre de la peau. Déformation des ongles. — Anesthésie.

Pescheloche, 74 ans, entre le 6 mai 1874, dans le service de M. Terrier, à l'hôpital Temporaire. Il sort de l'Hôtel-Dieu où il a été traité pour une fracture de cuisse, et vient achever sa guérison.

Les jambes et une partie des cuisses sont recouvertes de larges plaques squameuses, dont le nombre et les dimensions diminuent de bas en haut, jusqu'au tiers inférieur des cuisses, où elles disparaissent.

Une coloration brun foncé, uniforme s'étend sur les deux membres inférieurs, jusqu'au voisinage du genou. Cette coloration anormale ne peut dépendre que d'une accumulation de cellules pigmentaires dans les différentes couches qui constituent l'épiderme.

L'anesthésie n'est pas absolue, mais bien nette. Quand la sensation de contact est perçue, il y a un retard évident dans la transmission aux centres nerveux. Cette lésion suit à peu près la même distribution que le trouble de sécrétion épidermique, et présente son maximum à la face supérieure des orteils et des pieds.

Les ongles sont sillonnés de stries transversales formées de rainures et de reliefs alternatives. Cette particularité est surtout bien manifeste sur les ongles des gros orteils, qui sont au moins doublés d'épaisseur, écailleux, faciles à entamer et complétement noirs.

Il est bien difficile d'obtenir du malade des renseignements précis sur l'époque de l'apparition de ces troubles divers, et sur les circonstances qui les accompagnèrent : quelques-uns de ces troubles ont même passé inaperçus pour lui. Cependant, il affirme qu'ils ne se sont produits qu'à la suite d'un accident survenu au mois de novembre 1870.

A cette époque dit-il, il fit à pied un long voyage dans les Ardennes, sur une route couverte de neige et par un froid rigoureux. Le lendemain les pieds et les jambes avaient présenté de l'œdème, mais sans nul symptôme de congélation, même superficielle.

Après un séjour de peu de durée à l'hôpital de Reims, les phénomènes aigus disparurent. Mais quelques mois après, Pescheloche commença à remarquer le changement de coloration de la peau, aux jambes et aux pieds, et la déformation des ongles.

Les troubles sensitifs laissent un doute dans notre esprit; car vu l'âge et l'état cérébral du malade, nous

nous demandons si l'anesthésie est périphérique ou centrale, si elle dépend de l'impression ou de la perception.

L'hypersécrétion épithéliale n'est pas toujours ainsi également répartie sur toute la surface qu'elle occupe. Les cellules épidermiques s'entassent souvent sur un point ou sur un autre. Tantôt ces amas s'émiettent entre les doigts tantôt ils prennent une consistance et un aspect cornés : sous ces deux formes, ils ont presque toujours été le point de départ et le siége d'ulcérations tardives. Une telle disposition s'est toujours montrée sur les parties saillantes des pieds, le long du bord externe et au niveau des articulations.

Cette lésion se trouvera fréquemment mentionnée dans la suite de nos observations : elle est une des plus communes parmi les empreintes permanentes que l'action du froid laisse sur nos tissus. Comme elle n'existe jamais seule, et qu'elle n'est qu'un élément du complexus clinique que nous résumons, nous ne croyons pas devoir en rapporter d'exemples en ce moment, afin de ne pas faire faire double emploi à des observations qui ont leur place marquée ailleurs.

Article III. — Quelle que soit la forme de la déchéance nutritive de la peau, atrophie au hypertrophie, l'ulcération en est le terme final habituel.

Dans le premier cas, elle ne demande qu'à se produire, pour ainsi dire, et la cause la plus légère devient déterminante, tels que le frottement des chaussures pendant une marche, la pression des orteils les uns contre les autres : elle arrive même sans cause extérieure apparente. Par exemple, une petite collection purulente s'est formée sous l'épiderme; le malade s'en aperçoit par hasard, et la crève lui-même : voilà l'origine d'une plaie qui ne tardera pas à prendre les caractères de l'ulcère. Ou bien encore, une poussée inflammatoire subaiguë, à la suite de quelques symptômes précurseurs, envahit un pied ou une jambe. Après le retour plus ou moins rapide à la santé, la peau reste sensible, perd de sa vitalité, devient eczémateuse et s'ulcère bientôt sur une étendue plus ou moins considérable. En général, ces premières manifestations restent limitées à la peau, et disparaissent assez facilement après un traitement rationnel. S'il n'y a pas de récidive, tout peut rentrer définitivement en ordre. Mais, plusieurs attaques peuvent éclater successivement; et, quand cela arrive, c'est toujours de la même façon: le malade, après quelques semaines de soins, se croit guérit, et reprend ses occupations: au bout de quelques jours, seconde apparition des mêmes phénomènes. Nous avons vu la même série se reproduire quatre ou cinq fois dans l'espace d'une année. Aors, une altération profonde est à craindre, et des lésions graves ne tardent pas à paraître.

Nous n'avons pas vu l'hypertrophie épidermique en nappe donner lieu à des ulcérations. Mais s'il existe un de ces amas épithéliaux isolés, dont nous avons parlé plus haut, celui-ci devient peu à peu, œil de perdrix, cor, durillon, finit par irriter le derme sous-jacent et occasionne de petites plaies suppurantes et tenaces. Cette forme de dénutrition cutanée n'est pas rare: nous l'avons, pour notre part, observée plus d'une fois, et en voici un exemple que nous devons à l'obligeance de M. Duplay.

Obs. II. — Gelure profonde des deux pieds avec chute de plusieurs phalanges. Durillons multiples tardifs, ulcérations consécutives. Hyperidrose. Anesthésie.

Botore (Pierre), 32 ans, chapelier, entre, le 22 novembre 1875, à l'hôpital Saint-Antoine, salle Saint-Joseph, nº 44. Il existe aux extrémités inférieures, un état aigu, et une infirmité causée par une gelure survenue au mois de janvier 1871.

A la suite de cet accident il n'y eut, au pied droit, qu'un point de sphacèle au bout du gros orteil; mais le deuxième orteil eut sa troisième phalange tout à fait décortiquée : la réparation se fit rapidement.

Le pied gauche fut plus gravement atteint. La face supérieure de l'avant pied se couvrit de vésicules; le gros orteil devint tout à fait noir, la gangrène envahit les tissus profonds et l'orteil tout entier fut éliminé, y compris les deux phalanges.

La troisième phalange du deuxième orteil eut le le même sort; la mortification ne fut que superficielle à l'extrémite du troisième orteil, dont une partie seulement de la dernière phalange fut nécrosée.

La guérison fut à peu près complète au bout d'un an; mais il en résulta une difformité qu'il est facile de se figurer. Les orteils survivants sont restés rétractés et dans une immobilisation presque absolue. La totalité du pied est un peu en varus.

A part cette infirmité, le malade se considérait comme guéri. Il n'éprouvait ni douleur ni faiblesse, allait et venait, et si bien que le frottement de son soulier fit naître un durillon au centre de la cicatrice du gros orteil gauche. Il n'y fit pas autrement attention, continua à vaquer à ses occupations ordinaires, sans y apporter de changement, si ce n'est que de temps en temps, il était obligé d'aller se chauffer le pied gauche qui lui semblait toujours froid, et qui était en même temps couvert d'une sueur abondante. Cet état satisfaisant se prolongea jusqu'au mois de mai dernier.

A cette époque, une petite ulcération se montra au niveau de la saillie antéro-supérieure du premier métatarsien, ulcération qui occupait la place du durillon ci-dessus mentionné, et que le malade continuait d'imputer au frottement de ses chaussures. Cette excoriation, d'abord superficielle, ne fit que gagner en surface et en profondeur, et au bout de quatre à cinq mois, força le malade à aller réclamer des soins à l'hôpital.

On constate à l'extrémité du moignon qui recouvre la tête du premier métartasien gauche une plaie un peu allongée, à bords épais, à fond gris jaunâtre. Tout autour de l'ulcération, la peau est d'une couleur violacée sur une assez grande étendue. A la face interne du pied perlent de nombreuses gouttelettes de sueur, ce qui paraît en contradiction avec l'état de refroidissement dans lequel se trouve le pied au moment de l'examen.

Au pied droit se voient deux durillons, l'un situé à l'extrémité du gros orteil, et l'autre près de la tête du métatarsien, sur la face plantaire du pied. Comme le malade n'en a pas souffert, il n'y a pas pris garde. et ne saurait dire, l'époque de leur première apparition. Ce sont là, très-probablement, deux siéges désignés pour deux futures ulcérations.

Anesthésie autour de l'ulcération en voie d'évolution : sur la face dorsale de l'avant-pied, il y a, au contraire, une exagération de la sensibilité tactile. A droite, hyperesthésie douteuse. Depuis six à sept mois, sensation de picotements dans le pied gauche, principalement vers la racine du second orteil.

Le 24 décembre la plaie est fermée, et le malade est envoyé en convalescence à Vincennes.

C'est aux pieds, et principalement sur les parties des pieds qui supportent une pression quelconque, comme la face plantaire au niveau du talon et de la tête des métatarsiens, que ces lésions ulcéreuses ont leur siége de prédilection. Aussi, offrent-elles la plus grande ressemblance avec les maux plantaires perforants. Ce n'est pas seulement leur siége et leur nature envahissante qui nous amènent à faire ce rapprochement, mais encore la forme arrondie de ces petites plaies, leurs bords taillés à pic, le bourrelet épidermique, la zone d'insensibilité absolue qui les entoure, leur fond grisâtre et sanieux.

Il en existe souvent plusieurs à la fois sur le même pied ; de plus, elles se succèdent avec une persistance désespérante : à peine y en a-t-il une de fermée qu'une autre paraît sur un autre point, et cela peut durer des années. Ce n'est pas là, croyons-nous, la marche ordinaire du mal plantaire classique, et cette différence nous empêche d'établir une complète identité, entre ces derniers et ceux que nous venons de décrire. Le récit que nous allons donner est un exemple remarquable de la multiplicité et des récidives nombreuses de ces ulcérations. Nous ne rapporterons que la partie de l'observation qui a trait aux lésions trophiques, lesquelles s'y trouvent presque toutes résumées.

Obs. III (personnelle). — Gelure des pieds datant de 20 ans. Douleurs persistantes après la guérison des accidents aigus. Poussées inflammatoires successives vers la peau. Durillons multiples, ulcères consécutifs. Pigmentation de la peau. Hyperidrose.

Morel (Louis), charretier, 41 ans, entre le 28 septembre 1874, à l'hôpital Temporaire, salle Saint-André n° 41 (Service de M. Terrier).

Ancien soldat, il eut les pieds gelés dans sa tente en Crimée, pendant la nuit du 19 au 20 décembre 1874. Il fut bien surpris, quand il voulut se lever, de ne pouvoir marcher, tellement ses pieds étaient engourdis. La réaction ne tarda pas à se faire, et quelques ulcérations peu profondes apparurent sur les orteils.

La réparation marcha assez vite, et au bout de vingt à trente jours, il put reprendre son service; mais la cicatrisation ne fut parfaite que deux mois après l'accident. Une vive douleur, exagérée par la pression, persistait toujours aux extrémités digitales, principalement sur les gros orteils dont les ongles venaient de tomber.

En 1860, deuxième chute de ces mêmes ongles. Le gauche n'est plus tombé mais le droit tomba encore quatre fois dans la suite, en tout six fois : la dernière chute s'est faite il y a six mois. Il fut libéré en 1867. Pendant quatre ans sa santé fut à peu près bonne, et put se livrer aux pénibles travaux de la campagne jusqu'en 1871.

A cette date, ses pieds et ses jambes deviennent, sans cause, le siége d'un gonflement douloureux qui, pendant une année, paraît et disparaît plusieurs fois, et finit par être tout à fait rebelle. Des dartres humides nauséabondes s'étendent sur la partie inférieure des deux jambes pendant le cours de l'année 1872.

En même temps, il s'était formé un durillon au niveau de l'articulation métatarso-phalangienne du petit orteil droit. Ce durillon devint douloureux; puis, il s'y fit une petite collection purulente sous-épidermique, que le malade creva lui-même. Il en résulta une plaie ulcéreuse qui ne fit que s'étendre, surtout en profondeur. Morel se vit dans la nécessité d'entrer à l'hôpital de Meaux, au mois de septembre 1873, il y a un peu plus d'un an aujourd'hui. L'amélioration fait de rapide progrès; la plaie n'est pas encore fermée que le malade réclame sa sortie. Trois mois après, aggravation de tous les symptômes : pied tendu, douloureux, jambe eczémateuse. Au bout de deux mois d'hôpital, pas de changement, et on propose l'amputation du petit orteil, que le malade refuse.

En mars 1874, troisième entrée à l'hôpital de Meaux, pour subir l'amputation. M. Houzelot pratiqua l'amputation du petit orteil et la résection du cinquième métatarsien, dont l'articulation cuboïdienne fut conservée. Il quitta l'hôpital au mois de juin, et put reprendre pendant un certain temps sa vie habituelle.

Au commencement du mois d'août de la même année, apparaissent, sur le pied gauche, des accidents semblables à ceux qui viennent de se passer au pied droit. Enflure, douleurs, tension de l'articulation métatarso-phalangienne du cinquième orteil. Quatrième entrée à l'hôpital, trente jours de traitement : de ce côté, guérison parfaite jusqu'à ce jour.

Mais à peine sorti, le malheureux voit la cicatrice de la résection devenir le point de départ d'accidents aussi graves que ceux qu avaient nécessité l'amputation.

Désespéré, il vient à Paris, et est reçu à l'hôpital de Lariboisière, service de M. Panas. Au bout de quinze jours, il fut envoyé à Vincennes sans grande amélioration, et ne sortit de l'asile que pour se présenter à l'hôpital Temporaire, où nous l'examinons.

Ce qui frappe d'abord, c'est l'aspect pigmenté, brun foncé, que présente la peau aux deux extrémités inférieures, jusqu'à la naissance du mollet.

Pas trace de varices, ni superficielles ni profondes. Il ne parait pas non plus y avoir d'atrophie musculaire.

Les ongles sont mal poussés : celui du gros orteil gauche est sillonné de stries transversales ; celui de l'orteil médian sort à peine de la matrice unguéale; il y a peu de temps qu'il est tombé. Au pied droit, l'ongle du gros orteil est noir, épais, et semble formé de plusieurs couches superposées.

Aux deux pieds se remarquent des indurations épidermiques et des ulcérations multiples. A gauche, à la face inférieure du gros orteil, et au niveau de l'articulation phalangienne, se voit un amas de cellules épithéliales, présentant une ouverture centrale par laquelle suinte un peu de sérosité purulente quand le malade met pied à terre. Sur le côté externe de l'articulation métatarso-phalangienne du petit orteil, il existe un épaississement épidermique considérable, formé de squames superposées les unes aux autres, et peu adhérentes au derme.

Au pied droit, on remarque la cicatrice régulière de l'opération pratiquée à Meaux. L'articulation cuboïdienne du métatarsien reséqué est le siége d'une vive inflammation. En faisant jouer cette articulation, on perçoit avec la main, et on entend une crépitation due au frottement des surfaces articulaires dénudées. Ces lésions rendent la marche impossible, et c'est pour elles que le malade est venu à l'hôpital.

Enfin, les deux pieds sont dans une moiteur continuelle quand le reste du corps ne présente rien d'anormal à cet égard. Des gouttes de sueur perlent sur la peau et mouillent les doigts. Il y a quelques années déjà que le malade a remarqué cette singularité pour la première fois, en dehors de tout exercice corporel, et sans pouvoir expliquer cette anomalie.

Pas de diathèse acquise ni congénitale.

2 octobre. Ouverture d'un abcès chaud au niveau de l'articulation cuboïdiennne du cinquième métatarsien droit. Il en sort de la sérosité à peine purulente, et en petite quantité.

24 novembre. Poussée inflammatoire de l'articulation calcanéo-astragalienne. Résolution en quelques jours.

15 décembre. Le malade peut marcher. Ayant quitté le service au mois de janvier, nous avons perdu de vue notre malade. Mais nous avons appris plus tard que ses tourments duraient encore, et qu'il était entré à l'hôpital Saint-Louis au mois de janvier 1876. M. Duplay, qui le reçut dans son service, a publié son observation dans le numéro du mois de mars des *Archives*.

Nous y voyons que, depuis un an, de nouveaux accidents sont venus s'ajouter à la longue série que nous avons énumérée ci-dessus « Il porte au pied gauche deux ulcérations peu profondes siégeant, l'une à la face plantaire du troisième orteil, l'autre au niveau de la tête du cinquième métatarsien. Au pied droit, on remarque une ulcération en voie de cicatrisation : et enfin une seconde ulcération vers le bord externe du pied, au niveau de la ligne d'union du cuboïde et du calcanéum. »

Ce n'est là, comme nous l'avons dit, qu'une partie de l'histoire du malade ; nous avons laissé de côté, à dessein, les troubles fonctionnels, qui seront mieux placés au chapitre de l'altération de la sensibilité. Voilà pourquoi nous n'avons pas parlé de l'insensibilité dans la description des ulcères perforants.

Lésions du tissu cellulaire.

Le tissu cellulaire sous-cutané présente de fréquentes

infiltrations à la suite des gelures anciennes: chaque poussée inflammatoire des extrémités s'accompagne d'un gonflement considérable, comme nous venons de le voir pour le malade dont l'observation précède.

Mais cet état est essentiellement transitoire, et disparaît en même temps et par les mêmes moyens que les autres symptômes aigus qui l'accompagnent. Cet ensemble de phénomènes éclate quelquefois spontanément; d'autres fois il succède à une ulcération de la peau, ou à une arthrite des articulatious du pied, ulcération et arthrite qui semblent jouer le rôle de cause occasionnelle d'une lésion qui ne demande qu'à se manifester dans un système anatomique où la nutrition est languissante, comme dans tous les autres. Quoi qu'il en soit, nous n'avons jamais vu, après des attaques réitérées de phlogose, persister des lésions chroniques spéciales au tissu cellulaire, telles que hypertrophie, sclérose, atrophie, néoplasies, etc. D'un autre côté, les accidents graves sont très-rares, et jamais, par exemple, il n'y a eu menace de phlegmon diffus, en cette circonstance. Ainsi, innocuité relative, et fréquence des récidives, sont les deux caractères des changements morbides qui s'opèrent dans le tissu conjonctif à la suite des gelures anciennes. Le reste du tableau appartient à la pathologie du phlegmon léger circonscrit.

Dans ce qui précède, nous avons supposé que l'évolution se fait dans les parties molles. Mais si le tissu conjonctif est atteint au niveau des parties saillantes des pieds, s'il y a là une ulcération perforante qui a été le point de départ des accidents aigus, alors l'inflammation peut s'étendre par propagation aux tissus articulaires, et donner lieu aux graves accidents que nous allons passer en revue dans l'article suivant.

Lésions articulaires.

Ces lésions sont certainement les plus graves de toutes celles qui résultent de la dégénérescence des tissus sous l'influence, à longue échéance, de l'action du froid : ce sont elles qui ont amené à l'hôpital la plupart les malades qui font l'objet de ce travail.

Nous n'en ferons pas ici de description particulière : nous ne pourrions que répéter ce qui est contenu dans chacune de nos observations. Les cinq qui suivent présentent spécialement des exemples remarquables de ces lésions, et en donneront une idée suffisante, avec le secours des figures qui les accompagnent.

Voici le résumé de ces observations.

Obs. IV (Personnelle). — Ancienne gelure des pieds. Douleurs névralgiques. Anesthésie. Analgésie. Ulcération. Arthrite. Déviations des orteils.

Vercin (Joseph-François), garçon de magasin, 49 ans, est entré le 8 octobre 1874 à l'hôpital Temporaire, salle Saint-André, numéro 23 (service de M. Terrier).

Ce malade a fait la campagne sous Paris, en 1870-71, comme engagé volontaire. Pendant les mois de décembre et de janvier, il eut, en plusieurs circonstances, les pieds exposés à un froid excessif. Il n'y eut pas gelure à proprement parler; mais de l'engourdissement à plusieurs reprises, avec insensibilité complète.

Peu à peu il se fit du côté des extrémités inférieures un changement que le malade nota de bonne heure : ainsi, l'insensibilité cutanée y était devenue permanente ; des douleurs vagues apparaissaient de temps à autres dans les orteils ; les sécrétions de la peau étaient localement diminuées, et, pendant tout l'été suivant, les sueurs des pieds, jusque là abondantes, furent absolument supprimées.

Au mois de novembre 1871, c'est-à-dire une année après les froids du siége, Vercin éprouva des engourdissements et des démangeaisons cuisantes dans les orteils. Après quelques frictions et quelques bains émollients, loin de s'améliorer, l'état du malade s'aggrava rapidement : il survint aux deux extrémités un gonflement considérable et douloureux qui le mit dans l'impossibilité de marcher et même de se tenir debout. Puis, il se fit une légère excoriation à la partie interne de l'articulation métatarso-phalangienne du gros orteil gauche. Un liquide jaunâtre et séreux suintait de cette ulcération. En outre, des douleurs tensives, continuelles, très-vives, s'étendaient jusqu'aux genoux. Tous ces phénomènes s'étaient développés en une quinzaine de jours.

Le 15 novembre il fut reçu dans le service de M. A. Guérin, à l'Hôtel-Dieu. La plaie présentait les caractères du mal plantaire. L'état inflammatoire céda assez vite sous l'influence du repos ; et un appareil ouaté fut appliqué sur le pied et la jambe gauches. C'était, et c'est encore le traitement que M. Guérin applique à ces affections, et nous l'avons vu obtenir de bons résultats. Dans le cas actuel, l'appareil compressif resta en place pendant vingt-cinq jours. La plaie était à peu près fermée quand on le leva, et le malade, considéré guéri, reçut son exeat le 15 janvier 1872.

Pendant vingt et un mois, Vercin put reprendre ses occupations pénibles. Il survenait bien, de temps en temps, un peu d'enflure des extrémités ; les douleurs névralgiques persistaient toujours, c'est vrai. Mais la plaie restait fermée ; la douleur locale avait disparu, et le malade ne pensait même pas à la possibilité d'une rechute, lorsque, au mois d'octobre 1873, l'ulcération commença à reparaître au même endroit, et s'agrandit de plus en plus. La suppuration, ou plutôt le suintement ichoreux se rétablit, et il se déclara bientôt un état inflammatoire aigu analogue au premier, avec gonflement des deux extrémités. Par l'emploi de quelques moyens hygiéniques, cet état sembla d'abord s'amender ; puis il reparut bientôt, et après plusieurs alternatives de mieux et de pire, une seconde entrée à l'hôpital devint urgente.

Vercin entra au mois de décembre dans le service de M. Lefort, à Beaujon, avec des phénomènes aigus intenses, surtout marqués à droite. Extraction de deux esquilles ; appareil inamovible silicaté pendant trente-deux jours. Après deux mois et demi de traitement la guérison parut encore une fois complète ; et le fut, en effet, jusqu'à ce jour, pour le membre gauche.

Mais six à sept mois plus tard, en mai 1874, le pied droit devint, sans cause connue, le siége d'une inflammation pareille à celle qui s'était montrée, à deux reprises, sur le pied gauche. Seulement, celle-ci est plus rebelle que celles qui l'avaient précédée. Le repos et les moyens adjuvants ne parviennent plus à la faire disparaître ; peu à peu elle se localise dans l'articulation métatarso-phalangienne du gros orteil, et le malade *traîne* ainsi pendant deux ou trois mois.

Au mois d'août, apparition d'une ulcération sur l'articulation malade, écoulement d'un liquide ichoreux, etc. Cet état persistait depuis deux mois environ, empirait tous les jours, quand Vercin vint demander son entrée à l'hôpital Temporaire.

Etat actuel. — Jambe et pied droit, très-enflés, douloureux à la pression, sans grande réaction fébrile. Couleur de la peau normale aux deux membres abdominaux.

Les deux gros orteils sont fortement déviés en dehors (fig. 1 et 2. pl. II). Le malade nous assure fermement que cette déformation n'existe que depuis les froids rigoureux qu'il a endurés, et avant toute espèce de lésion apparente. Le premier métatarsien présente aux deux pieds une courbure exagérée, qui paraît être congénitale. Les ongles des deux petits orteils font défaut ; les autres ne présentent rien de particulier dans leur forme et leur coloration ; mais la croissance en est très-irrégulière. Elle a été déterminée avec précision par une petite expérience dont les résultats ont été inscrits à l'article des lésions de la peau et de ses annexes.

Au niveau et en dedans de l'articulation métatarso-phalangienne du gros orteil droit, on voit un petit ulcère fongueux, arrondi, qui laisse écouler, quand on presse alentour, une petite quantité de sérosité teintée de sang, et mêlée à un pus mal lié.

Cet ulcère est entouré d'un bourrelet épidermique épais. Nous ne savons pas si un durillon a précédé l'apparition de l'ulcère ; les souvenirs du malade ne sont pas très-sûrs à cet endroit. Nous pencherions pour la négative, vu le peu de manifestations cutanée chez ce malade.

En imprimant des mouvements à l'articulation, on perçoit un craquement produit par le frottement de deux surfaces rugueuses, et ces mouvements sont plus étendus qu'à l'état normal. Il y a évidemment destruction partielle des cartilages et des ligaments articulaires : le stylet arrive facilement sur l'os mis à nu.

Il doit s'être passé quelque chose de pareil, il y a trois ans, sur le pied gauche, où l'on n'aperçoit que des traces peu sensibles de l'ulcération cicatrisée.

Il existe dans les deux membres abdominaux une douleur sourde, continuelle, devenant plus vive à l'approche d'un changement atmosphérique, s'exaspérant par la pression. Dès leur apparition, en 1871, ces douleurs ont toujours persisté avec les mêmes caractères. Elles occupent les pied et les jambes et s'étendent jusqu'aux genoux.

L'anesthésie et l'analgésie sont également très-manifestes sur les extrémités inférieures, et d'autant plus qu'on se rapproche davantage des orteils, où ces troubles sont le plus prononcés. Là, la simple application d'un objet n'est pas perçue ; une légère piqûre d'épingle ne produit aucune douleur, et seulement la sensation de contact d'un corps étranger ; si on enfonce l'épingle pronfondément, la douleur est à peine perçue, et ne détermine aucune action réflexe. Dans la zone qui entoure l'ulcération, l'insensibilité est absolue, et nul moyen ne peut la réveiller.

Le sens thermique est aussi très-obtus. En répétant avec une plaque métallique froide l'exploration faite avec une épingle, le malade n'éprouve aucune sensation de froid. Une cuillère chauffée au point de produire la vésication ne fait éprouver qu'un picotement peu douloureux ; à une température moins élevée, elle ne détermine plus aucune sensation. Le sens de la localisation paraît intact, car le malade porte sans hésitation le doigt sur le point brûlé ou piqué. Il y a une précaution à prendre, dans ces explorations, pour arriver à un résultat certain, c'est de recouvrir exactement les yeux du malade pendant toute la durée de l'expérience.

Les troubles sensitifs sont les mêmes à gauche qu'à droite.

L'état général est bon : très-forte constitution ; jamais de maladie antérieure ; pas de diathèse.

15 octobre. — Les accidents aigus sont presque disparus; mais l'arthrite est toujours dans le même état, et la douleur est assez vive au niveau de l'articulation malade.

28 octobre. — Application d'un appareil ouaté : il n'y a plus que quelques faibles craquements dans l'articulation malade. La douleur spontanée n'existe plus ; la douleur provoquée est supportable.

28 novembre. — On lève l'appareil : l'ulcération est tout à fait fermée.

20 décembre. — Il reste encore un peu de crépitation et de douleur locale quand le malade veut marcher. Les douleurs névralgiques n'ont pas changé depuis le jour de l'entrée du malade à l'hôpital.

Vercin quitta l'hôpital le 25 janvier, et nous l'avons perdu de vue depuis ce temps.

L'observation suivante est un exemple de désordres à peu près semblables aux précédents; mais beaucoup plus graves, en raison, sans doute, de la violence plus grande de la cause productrice.

Obs. V. (Communiquée par M. Terrier). — Ancienne gelure très-grave des deux pieds. Durillons successifs et ulcérations consécutives. Hyperesthésie.

Au nº 18 de la salle Saint-André, à l'hôpital Temporaire, est couché le nommé Kieflin (Joseph), âgé de 59 ans, entré le 6 janvier 1875.

Il porte deux ulcérations qui le mettent dans l'impossibilité de

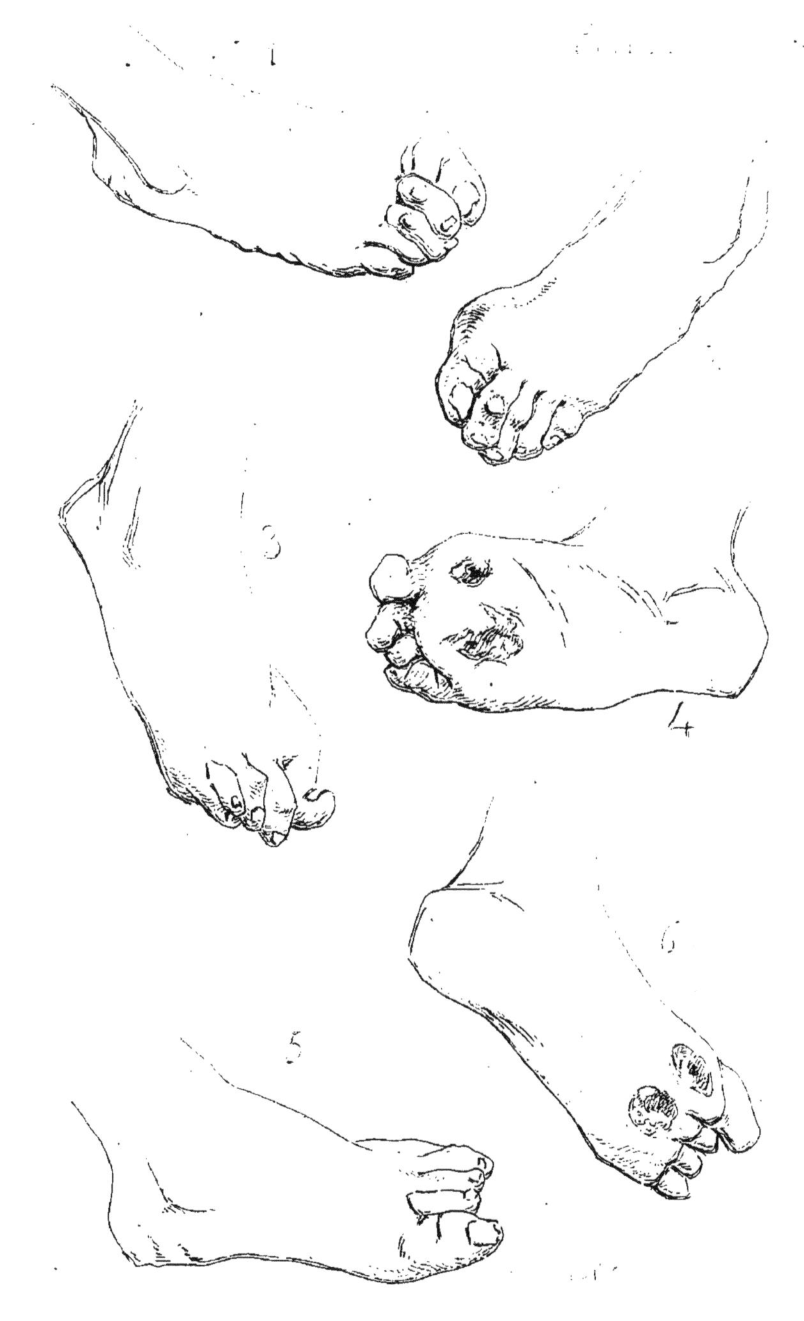

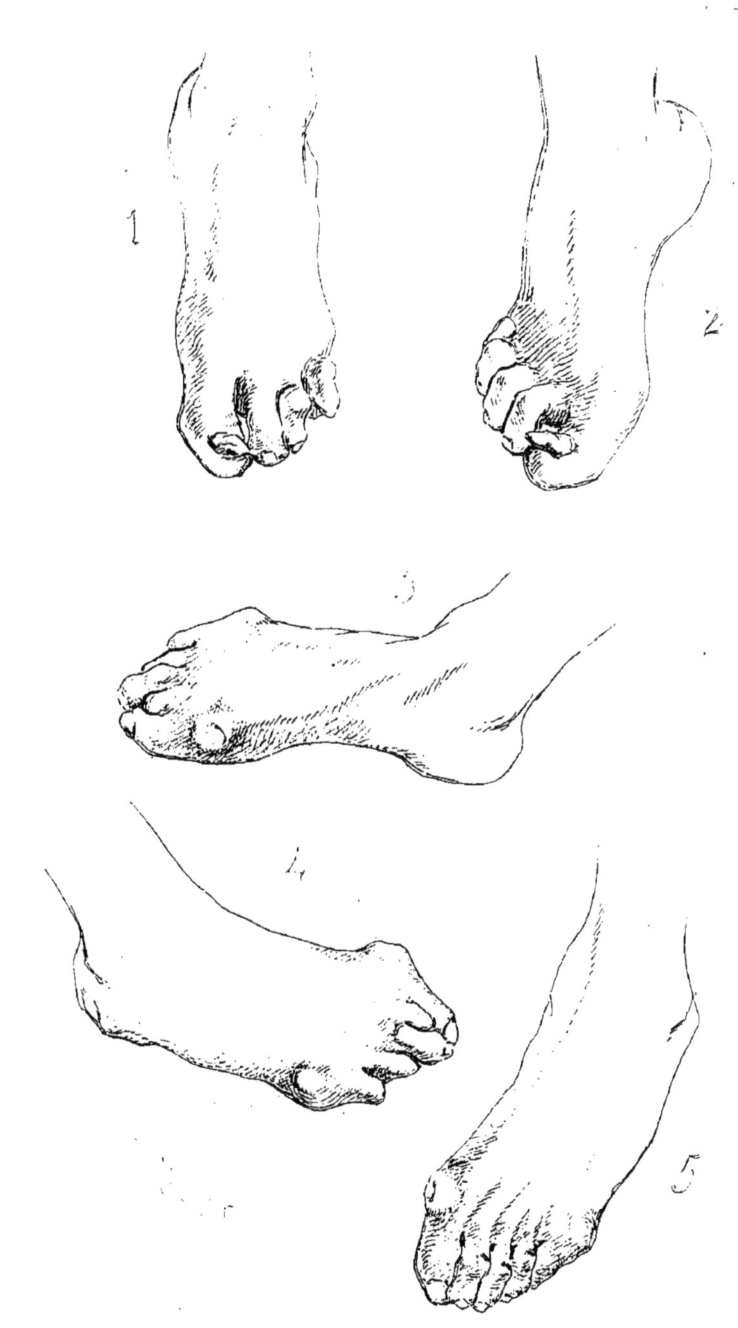
1
2
3
4
5

marcher. Elles sont situées à la face interne des articulations métatarso-phalangiennes des deux gros orteils, et placées, une sur chaque orteil, au sommet de deux durillons. Ces ulcérations infundibuliformes, à fond rougeâtre, entourées d'un épaississement considérable de l'épiderme, présentent tous les caractères des maux perforants.

En outre, sur les deux pieds, l'extrémité inférieure du premier et du cinquième métatarsien fait une saillie très-proéminente; la tête des phalanges correspondantes présentent une déformation semblable. Il en résulte des nodosités gênantes et disgracieuses dues, évidemment, à une hypertrophie de tous les tissus articulaires.

La déformation est surtout remarquable pour les gros orteils. Ceux-ci forment avec les métacarpiens correspondants un angle obtus à sommet interne.

Les ongles sont disparus ou atrophiés; à la plupe des premiers et cinquièmes orteils, des sortes de cors, durs, arrondis, lisses; mais sans ulcération.

Un point noirâtre apparaît à la face plantaire de chaque talon. Ce point, de la grosseur d'une lentille, est formé d'une petite hémorrhagie sous-dermique, origine probable de futurs maux perforants.

Légère hyperesthésie à gauche; un peu plus marquée à droite. Anesthésie absolue autour des ulcérations. Sensibilité thermique exaltée: l'abaissement ou l'élévation de la température d'un objet qu'on applique sur les extrémités inférieures font naître des douleurs très-pénibles.

Enfin, notons des traces d'anciennes lésions sur le pied droit: absence de la deuxième phalange du gros orteil; des deuxième et troisième phalanges du deuxième orteil. Les deux suivants, quoique endommagés, ont éprouvé des altérations moins profondes. Le gros orteil, malgré l'absence partielle de la deuxième phalange, et le troisième orteil sont les seuls qui aient conservé quelques vestiges d'ongle.

Cette infirmité du pied droit fut la conséquence d'une très-grave gelure, car, Kieflin nous apprend qu'en 1858, il y a par conséquent 16 ans, il eut les pieds frappés d'une profonde congélation.

Les parties molles tombèrent promptement en gangrène; les os furent atteints, et les phalanges éliminées. Ces diverses lésions ne furent cicatrisées qu'au bout de dix mois. Elles sont mises en évidence par les figures 3 et 4 (planche I), qui représentent, sous deux points de vue différents, la face dorsale du pied droit.

Du côté gauche (fig. 5, pl. I), la congélation paraît avoir été légère et la désorganisation superficielle : on n'y voit nulle trace de perte de substance ou de cicatrisation.

Quelque temps, peut-être une année, après l'accident, des douleurs névralgiques intermittentes firent leur apparition. Elles prirent dans la plante des pieds un degré de violence extrême : parfois, elles devenaient tellement térébrantes que le malade les compare à la sensation qu'aurait produite un fer rouge enfoncé dans les pieds; tels sont encore ses caractères aujourd'hui.

Quelques années plus tard, à une époque qu'il est difficile de préciser, apparurent presqu'en même temps, à la face plantaire des articulations métatarso-phalangienne des petits orteils, deux petits ulcères, précédés de durillons, et qui ne se fermèrent qu'au bout de trois ans.

Puis, arriva le tour des articulations métatarso-phalangiennes des gros orteils où se développèrent aussi simultanément des callosités qui devinrent ensuite douloureuses, s'enflammèrent, rendirent la marche difficile, et finirent par s'ulcérer et mettre le malade dans l'état où nous le trouvons à son entrée à l'hôpital.

Kieflin nous affirme qu'avant l'accident dont il fut victime en 1878, il n'avait jamais été malade, que ses pieds étaient bien conformés, qu'ils ne présentaient ni déviation, ni durillon.

Pas de diathèse goutteuse, ni rhumatismale. Pendant le séjour du malade à l'hôpital, l'ulcération du pied droit donna naissance à des traînées de lymphangite qui s'étendirent jusqu'au pli de l'aine, et occasionnèrent de l'engorgement ganglionnaire. En même temps, la jambe se couvrit d'un pointillé ecchymotique semblable à du purpura hœmorrhagica. Les artères radiales sont athéromateuses.

L'observation ne mentionne pas la terminaison de cette affection; mais il est facile de la supposer sans courir grand risque de se tromper. Elle ne varie guère plus que le reste du tableau : amélioration et sortie de l'hôpital après quelques mois de repos, sauf à recommencer bientôt. Notons cependant ici un élément nouveau, le purpura et l'athérome artériel. Quel rapport y a-t-il entre ce fait et l'action du froid? L'avenir le dira peut-être; ou bien n'est-ce là que l'effet commun de la dégénérescence sénile; c'est ce qui est le plus probable.

Dans le récit qui suit, on trouvera une multitude de lésions de tout âge, de toute nature, dues à des causes diverses; il ne sera pas difficile de distinguer celles qui appartiennent à la gelure. Cette observation offre surtout un beau spécimen des modifications que peut éprouver la nutrition des ongles sous l'influence du froid.

Obs. VI (Communiquée par M. Terrier). — Première gelure des deu pieds datant de 40 ans ; douleurs névralgiques consécutives. Deuxièm gelure d'un gros orteil datant d'un an ; recrudescence des douleurs névralgiques ; déformation des ongles ; durillons à la plante du pied congelé. Retard de la perception des sensations.

Plasmans, (François) 62 ans, porteur aux Halles, entre le 12 janvier 1875 à l'hôpital Temporaire, salle Saint-André, n° 27 (service de M. Terrier).

Son père est mort à l'âge de 33 ans; sa mère, dans un âge avancé. Il est marié, et n'a pas eu d'enfant.

On lui a raconté qu'étant encore en nourrice, il eut une fracture du pouce : guérison longue et difficile après extraction de plusieurs parcelles d'os.

A l'âge de 4 ans, fracture du tibia remise par Dupuytren. N'a marché qu'avec des béquilles jusqu'à l'âge de 7 ans.

A onze ans traumatisme sur la tête : neuf jours sans connaissance; strabisme consécutif pendant six mois; surdité de l'oreille droite depuis cet accident. La même année, abcès au niveau de la malléole interne de la jambe gauche.

Voilà la première partie de l'histoire de ce malade, telle qu'on la lui a apprise. Il n'est pas difficile d'y reconnaître un enfant profondément scrofuleux. La seconde partie concorde bien avec celle-là, et voici comment il se la rappelle.

1832. — Atteinte de choléra.

1835. — Première gelure des pieds.

1845. — Brulûre de l'abdomen, dont il reste des traces indélébiles. — Douleurs dans les genoux pendant trois mois.

1871. — Affection du genou droit : douleur et gonflement; séjour de trois mois et demi à l'hôpital Cochin où M. Desprès passa deux drains de chaque côté de la rotule. Œdème de la jambe et du pied pendant plusieurs mois après sa sortie de l'hôpital.

De cette longue énumération, il résulte pour nous que les prétendues fractures qui se seraient produites dans l'enfance de notre malade, ou bien n'ont été que des affections osseuses, ou bien des fractures consécutives à ces affections. Le tibia droit présente encore une double incurvation antéro-postérieure en forme d'S, ce qui ne fait que confirmer notre dire.

Il n'y a donc que l'accident de gelure arrivé en 1835 qui nous regarde ici. Les deux gros orteils, principalement celui du côté droit, souffrirent cruellement par suite du mauvais état de chaussures qui ne protégeaient plus qu'imparfaitement les pieds du malade. Quelles furent les suites immédiates de cet accident? Le malade ne saurait le dire au juste. En tous cas, on peut affirmer qu'elles ne furent pas graves puisqu'il ne s'en souvient pas. Mais ce qu'il sait très-bien, c'est que, dès cette gelure, il a éprouvé dans le gros orteil droit des douleurs lancinantes, très-vives, qui l'empêchaient de s'endormir ou qui le réveillaient. Elles existaient, d'ailleurs, aussi bien le jour que la nuit, l'été que l'hiver, mais plus fréquentes et plus violentes en cette dernière saison.

Ce fut également à partir de ce moment que se développèrent, dans l'espace de plusieurs années, les autres lésions chroniques qu'on voit aujourd'hui sur les pieds.

Les ongles des deux gros orteils s'exfolient facilement; ils sont épais, arrondis, dirigés en dehors et en haut, et implantés à la partie supérieure des orteils, non par une large surface, mais par leur extrémité. Cet ensemble de caractères donnent à ces organes l'aspect de petites cornes.

Vers le milieu de la plante du pied droit, près du bord externe, se voit un épaississement épidermique, douloureux à la pression, aplati, assez étendu, allongé dans le sens antéro-postérieur, et ne rappelant pas les durillons arrondis qu'on remarque ordinairement au niveau des saillies osseuses.

Deux épaississements analogues existent sous la seconde phalange des deux gros orteils, en un endroit, par conséquent, qui ne supporte pas de pression. La déformation des pieds est peu considérable.

Au nombre des lésions anciennes nous placerons encore, quoique le malade ne se soit pas même aperçu de leur apparition, les troubles de la sensibilité cutanée. C'est toujours le tableau, déjà maintes fois esquissé, de l'anesthésie et de l'analgésie cutanées sur les extrémités inférieures, et qu'il est inutile de recommencer. Nous ferons seulement remarquer deux particularités : les troubles sensitifs sont bien marqués sur le membre droit, qui aurait été plus maltraité par le froid; en second lieu, ils consistent plus encore en un retard, très-appréciable, qu'en une diminution dans la perception des sensations diverses qu'on provoque à la surface de la peau.

Tel était l'état de Plasmans lorsque, il y a une quinzaine de mois, une nouvelle gelure vint compliquer cette situation : elle eut lieu dans des circonstances analogues à celles qui accompagnèrent la première. Une marche dans la neige avec des souliers sans élastiques et des ouvertures aux extrémités antérieures, amena une seconde congélation des orteils. Celle-ci paraît avoir été plus sérieuse que la précédente. Deux phyctènes se soulevèrent, l'une à la face interne, l'autre à la face postéro-supérieure de la seconde phalange du gros orteil droit, près du sillon interdigital. Puis, suivirent les phénomènes qu'entraîne nécessairement à sa suite une congélation au deuxième degré. Aujourd'hui, nous voyons, à la place des phlyctènes, deux ulcérations de la grandeur d'une pièce de cinquante centimes. Elles sont superficielles, ont un aspect grisâtre, et ne rappellent en rien le mal plantaire. Le gros orteil est tuméfié et violacé. Pas de lésions proprement dites à gauche, seulement de la congestion de la peau et un peu d'érythème sur les extrémités digitales.

Les douleurs névralgiques qui avaient paru après le première gelure redoublèrent d'intensité, tout en conservant leur physionomie primitive, et contribuèrent, plus encore que les ulcérations, à faire entrer le malade à l'hôpital.

Repos; topiques émollients, rapide décroissance de l'état aigu de l'orteil. Le malade quitte le service le 2 février 1875.

Les figures 1 et 2 de la planche I, qui représentent la face dorsale des pieds de Plasmans, ne laissent voir que l'ulcération du gros orteil droit et la forme bizarre des ongles. Les durillons multiples de la face plantaire n'ont pas été dessinés.

Voici maintenant un malade que nous avons observé à l'hôpital de la Charité, dans le service de M. Gosselin. La déformation des pieds, les déviations des orteils et les autres lésions de nutrition y sont peut-être encore plus marquées que celles que nous avons décrites jusqu'ici. Les figures 3, 4, 5 et 6 de la planche II, représentant la face dorsale et la face plantaire de chaque pied, donnent une juste idée de l'ensemble de ces nombreuses lésions, qu'il serait difficile de saisir sans cela.

Nous voyons représenté dans ces dessins, entres autres particularités remarquables, l'exemple singulier de quatre maux plantaires, symétriquement placés deux à deux sur la face plantaire de chaque pied. Nous résumons les notes que nous avons prises sur ce malade à la date du 21 juillet 1875.

Obs. VII. — Gelure des deux pieds datant de six ans. Absence d'un orteil au pied gauche. Ulcération. Déviation des orteils. Douleurs névralgiques. Hyperesthésie.

Le nommé Duchauffour (Augustin), charretier, âgé de 55 ans, est couché au n° 7 de la salle Sainte-Vierge. Il est entré le 8 juillet courant, pour des affections des extrémités inférieures (1). On voit, en effet, sur la plus grande partie des jambes, une peau rouge, luisante, dont l'épiderme est à peine formé.

A la jambe droite, il y a même quelques points à vif et non recouverts d'épiderme. De ce côté, l'eczéma n'occupe que la moitié inférieure de la portion antérieure de la jambe. A gauche, il a envahi toute la surface du membre dans ses trois quarts inférieurs. La peau, autour de l'eczéma, a conservé sa couleur normale.

A la face plantaire de chaque pied (fig. 4 et 6, pl. II), on voit deux ulcérations placées, l'une au niveau de l'articulation métatarso-phalangienne du gros orteil, l'autre, au niveau de l'articulation du deuxième orteil, pour le pied gauche, et du troisième, pour le pied droit. Les deux internes présentent l'aspect de maux plantaires; la suppuration y est peu abondante, et le stylet n'atteint pas l'os. Les deux externes ne sont que des durillons à peine excoriés en un point, sans suppuration, ni trajet fistuleux, de 2 à 3 centimètres de diamètre.

A la face dorsale du pied droit (fig. 3, pl. II), on voit mieux qu'à a face plantaire la déviation du gros orteil; il est dans une abduction forcée, beaucoup plus court qu'à l'état normal, et présente un sillon transversal profond vers le bord libre de la matrice unguéale, de telle sorte que l'extrémité de l'orteil est portée en haut et en dehors. Il y a eu destruction de la deuxième phalange, et l'ongle n'existe plus qu'à l'état rudimentaire ; à sa place est quelque chose d'informe, de ratatiné, dont le bord antérieur regarde en haut et en arrière. Les mouvements communiqués de cet orteil sont fort limités; les mouvements volontaires impossibles. L'ongle du troisième orteil est également noirâtre ; mais il a conservé sa

(1) Le diagnostic est : maux plantaires et eczéma variqueux des jambes.

forme. Le quatrième orteil chevauche sur les deux voisins ; le deuxième ne représente rien de particulier.

La face dorsale du pied gauche (fig. 5, pl. II) laisse voir un gros orteil raccourci par suite d'une lésion osseuse et d'une perte de substance des phalanges. Il est complétement ankylosé.

L'extrémité du deuxième orteil est sur un plan beaucoup plus reculé qu'à l'état normal. Ce raccourcissement ne porte pas sur l'orteil lui-même, mais il est dû à l'absence du métatarsien correspondant, ce qui a produit un état de recul dans ledit orteil. Le troisième métatarsien manque également, ainsi que l'orteil correspondant. Sur le milieu du pied apparaît une cicatrice longitudinale, régulière, qui indique une ancienne opération chirurgicale. Le quatrième orteil est aussi plus reculé que le cinquième, de manière que l'extrémité digitale du pied gauche présente un plan incliné d'avant en arrière et de dehors en dedans, jusqu'au gros orteil, qui forme avec ce plan un angle aigu.

La coloration et la forme des ongles, la coloration et les sécrétions de la peau ne présentent rien d'anormal.

La marche et la station debout sont très-pénibles ; elles font promptement naître dans les jambes une lassitude profonde et des douleurs vives, qui ne se déclarent jamais spontanément. Cependant il peut descendre tous les jours au jardin.

Légère hyperesthésie aux jambes et aux pieds, même autour des ulcérations perforantes où, comme on sait, l'anesthésie est ordinairement complète dans ces cas.

L'état général est bon, quoique les forces aient beaucoup diminué depuis quelque temps. Peut-être un peu d'alcoolisme. Pas de traces d'autres diathèses.

Enfin, pour ne rien oublier, notons une luxation métacarpo-phalangienne du pouce, à la main droite, luxation qui date d'une douzaine d'années et qui n'a jamais été réduite.

Voici maintenant dans quelles circonstances se sont successivement montrées les lésions que nous avons décrites :

Au mois de janvier 1869, Duchouffour n'avait que des chaussures en fort mauvais état. L'eau et la neige fondue y avaient pénétré de toutes parts ; le froid était rigoureux, et cet homme dut passer la nuit en cet état. Le matin il avait les pieds dans des glaçons.

Ce fut à Belleville, dit-il, que l'accident arriva pendant une nuit où il était occupé à un service de voirie. Ces détails sont assez invraisemblables, mais nous passons. Peu après l'épiderme des pieds s'en alla en lambeaux, sans que le malade ait remarqué des phlyctènes préalables, sans qu'il se soit produit des ulcérations postérieurement.

Au bout de six à huit mois, des troubles sensitifs se manifestèrent aux pieds. Le matin, quand il se levait, il lui semblait qu'il marchait sur des épines. Cette sensation fort pénible disparaissait peu à peu après quelque temps de marche.

A la même époque, les pieds commencèrent à s'enfler ; si le malade se tenait debout quelque temps, l'enflure remontait jusqu'aux genoux, et de vives douleurs se faisaient sentir dans les membres abdominaux ; ces phénomènes étaient plus marqués à gauche qu'à droite. Puis, bientôt les deux gros orteils s'excorient ; la lésion gagne insensiblement en profondeur ; une suppuration assez abondante s'établit, et le malade fut admis à l'hôpital Saint-Louis, service de M. Panas. On cherche en vain la cause occasionnelle de ces ulcérations ; ni de durillons, ni de traumatisme, pas d'engelures non plus ; la saison ne s'y prêtait pas, puisqu'on était alors au commencement de l'automne. Nous ne savons pas davantage jusqu'où s'étendirent ces lésions, si les phalanges furent atteintes et si le raccourcissement du gros orteil droit, que nous avons signalé, date de cette première manifestation de la dégénérescence nutritive. Toutefois, nous pouvons supposer que les lésions furent d'une certaine gravité, puisque Duchouffour resta, pour ce fait, deux mois dans le service de M. Panas. Et encore, l'amélioration fut plus apparente que réelle, puisque notre malade était à peine sorti de Saint-Louis qu'il rentrait à l'Hôtel-Dieu avec une aggravation de tous les premiers phénomènes.

Au mois d'octobre, il entrait donc dans le service de M. Laugier, alors remplacé par M. Cruveilhier. Il y resta une année tout entière.

Pendant ce laps de temps, aux lésions qui avaient motivé son admission vinrent s'ajouter l'ulcération des jambes, qui se fit lentement, et pendant que le malade était dans le repos le plus absolu ; et des durillons, qui furent remplacés ensuite par les ulcères perforants que nous voyons aujourd'hui à la partie interne de la plante des pieds, au niveau de la tête des premiers métatarsiens. Il serait sorti de ces plaies plusieurs petites esquilles que le malade aurait retirées lui-même avec les doigts. Puis, les ongles se mirent à tomber ; ce fut d'abord le tour du gros orteil droit, puis celui du gros orteil gauche, et successivement tous les autres ongles du pied gauche eurent le même sort. En dernier lieu s'est produite la chute de l'ongle du deuxième orteil droit ; l'ongle du gros orteil, de ce même côté, est tombé au moins quatre fois dans l'espace de deux ou trois années.

Au mois de mai 1870, M. Cruveilhier pratiqua la désarticulation de l'orteil moyen, du deuxième et du troisième métatarsien. Ce sont les vestiges de cette opération que nous avons constaté plus haut. La guérison fut achevée vers la fin du mois d'août suivant, et le malade put entrer tout de suite, en qualité d'homme de corvées, au 18e dragons, qu'il a quitté il y a cinq mois.

Duchouffour, après sa sortie de l'hôpital et pendant tout son séjour au régiment, avait continué à souffrir ; les pieds étaient restés sensibles, la marche y déterminait vite de la fatigue et de la douleur; de temps en temps des excoriations apparaissaient sur les pieds, principalement sur les points exposés au frottement des bottes ; c'est aussi pendant ce temps que les deux durillons externes ont fait leur apparition. Quelque temps avant de quitter le service, les ulcérations des jambes recommencent ; les deux ulcérations plantaires, qui étaient guéries depuis quatre ans, se rouvrent; les extrémités deviennent douloureuses et enflées, et le malade fait un premier séjour de deux mois dans le service de M. Gosselin, aussitôt en sortant du régiment. Le rétablissement persista pendant à peu près deux mois, et, au bout du troisième, le malade revint dans le service de M. Gosselin, où nous observons l'état décrit au commencement de cette observation.

Quelques légères traces de varices superficielles pourraient faire naître le doute sur la nature des ulcérations des jambes, mais le développement de ces ulcérations pendant le repos et les autres troubles nutritifs qui les accompagnent nous autorisent à considérer cet ensemble de lésions comme étant tout entier de même origine.

Cette observation présente encore le singulier exemple d'ulcères, ayant tous les caractères extérieurs des maux perforants, avec de l'hyperesthésie dans la zone cornée, où l'on a toujours trouvé de l'anesthésie. C'est là un avertissement des énormes difficultés qu'on rencontrerait à vouloir tout expliquer en clinique, surtout dans des questions encore peu connues.

Il arrive fréquemment que les déformations des pieds et les déviations des orteils ne sont que secondaires, c'est-à-dire consécutives à des arthrites; c'est ce qui s'est passé le plus souvent dans les cas que nous avons exposés jusqu'ici. Cependant on a déjà pu voir aussi que ce n'est pas une règle absolue, et que ces lésions surviennent aussi sans durillon, sans ulcération, sans arthrite préalables. Tel est, par exemple, le cas de Vercin. En voici un autre qui ne laisse pas de doute à ce sujet.

Obs. VIII. (Due à l'obligeance de M. Terrier). — Déviation des orteils consécutive à une ancienne gelure. Ulcérations. Hyperesthésie. Hyperidrose. Douleurs et engourdissements.

Steinger (François), 39 ans, pensionnaire de Bicêtre, entre à l'infirmerie, salle Saint-Prosper, n° 9, le 3 février 1878.

Cet homme avait toujours eu une bonne santé; notamment il n'a jamais été atteint de rhumatisme. En 1870, il travaillait dans les carrières, et fut frappé d'une affection oculaire indéterminée, qui dura presque une année.

Pendant le siége de Paris, Steinger, qui était enrôlé dans le génie, eut les deux pieds gelés. Cette gelure détermina des accidents assez graves, entre autres des phlyctènes remplies de sérosité roussâtre et d'odeur infecte, au dire du malade.

Pendant environ six mois, la marche fut difficile et s'accompagnait de vives douleurs siégeant surtout dans l'avant-pied et au niveau des articulations métatarso-phalangiennes.

Avant cet accident, le malade affirme que ses pieds ne présentaient rien d'anormal. Mais, depuis cette gelure, il s'aperçut que les orteils, et plus particulièrement les gros orteils, se déviaient peu à peu; en moins d'un an les lésions étaient à peu près celles qui existent aujourd'hui.

La déviation en dedans du gros orteil droit détermina une saillie très-prononcée de l'articulation métatarso-phalangienne correspondante, et l'apparition en ce point d'un épaississement notable de l'épiderme. Ce durillon s'enflamma ensuite et donna lieu à un abcès sous-épidermique, suivi d'une ulcération qui ouvrit l'articulation.

Traité à cette époque à l'infirmerie de Bicêtre, le malade ne put alors être complétement guéri.

Etat actuel. — L'état général du malade est assez bon ; toutefois, cet homme paraît plus âgé qu'il n'est réellement. L'attention est d'abord attirée par des déformations des mains. Celle de la main droite a succédé à un traumatisme; celle de la main gauche est résultée de la profession du malade pendant son enfance (il travaillait dans les papiers peints). Le rhumatisme noueux des petites articulations est tout à fait étranger à ces lésions.

Examinons maintenant les extrémités inférieures.

La partie postérieure du pied gauche est à peu près normale ; le talon seul paraît atrophié. De nombreux plis cutanés existent à la plante du pied.

La partie antérieure semble écourtée et épaissie; les quatre derniers orteils sont placés dans une extension forcée, de telle sorte que les premières phalanges sont situées perpendiculairement aux métatarsiens ; les deuxièmes phalanges sont fléchies sur les premières; enfin les troisièmes sont dans une situation normale.

Le gros orteil de ce même pied gauche présente une déviation qui semble résulter d'un mouvement de torsion se passant dans l'articulation métatarso-phalangienne. Cet orteil est porté en dehors, si bien que sa face plantaire repose sur la face dorsale des deuxième et troisième orteils. L'articulation métatarso-phalangienne, rendue très-saillante, est recouverte par un durillon conique.

Le pied droit présente des déviations analogues. Toutefois, la face dorsale du gros orteil est recouverte par les deux orteils suivants, au lieu de les recouvrir, comme on le voit pour le pied gauche. Au niveau de l'articulation métatarso-phalangienne existe une ulcération à fond rougeâtre, sécrétant un pus sanieux, au fond de laquelle le stylet rencontre les os dénudés et pénètre facilement dans la cavité articulaire. Un durillon non ulcéré répond à l'extrémité antérieure du cinquième métatarsien. Le troisième et le cinquième orteils présentent des ongles épaissis et déformés.

Depuis la gelure des pieds, le malade a remarqué une augmentation très-appréciable de la sécrétion sudorale aux extrémités inférieures. Il se plaint fréquemment d'élancements dans tout l'avant-pied, élancements suivis d'engourdissements dans le pied droit.

L'examen de la sensibilité cutanée n'a donné que des résultats négatifs; il semble cependant exister un peu d'hyperesthésie. La sensibilité thermique est parfaitement conservée.

Soumis au repos et à un pansement méthodique, Steinger fut rapidement amélioré et put quitter l'infirmerie au bout d'un mois.

Nous le revoyons le 14 mai suivant. Depuis un mois, dit-il, il avait de l'œdème des pieds et des malléoles, œdème dont il n'existe que des traces actuellement. Puis, après d'assez vives douleurs locales, le malade vit apparaître, il y a une quinzaine de jours, une ulcération sur la partie antéro-interne de la jambe gauche, à son tiers inférieur. Cette ulcération à fond grisâtre présente la largeur d'une pièce d'un franc; elle est entourée de croûtes formées de débris épithéliaux et aurait commencé par une phlyctène.

A droite, il existe également une phlyctène excoriée, située derrière la malléole interne. Cette lésion serait survenue peu après l'ulcération de la jambe gauche, et aurait donné lieu à de vives douleurs.

Un nouvel examen de la sensibilité générale ne donne que des signes manifestes d'hyperesthésie.

Les muscles des jambes ne paraissent pas atrophiés et se contractent bien sous l'influence de la volonté; la gêne très-grande de la marche est causée par la déformation des pieds.

Notons enfin que l'ulcération du pied droit présente toujours les mêmes caractères et n'a aucune tendance à se guérir.

Telles sont les principales lésions de nutrition observées dans les différents tissus des organes réfrigérés. Dans cette nomenclature, comme nous l'avions fait prévoir, nous n'avons pas vu figurer le tissu musculaire. Cependant il ne faudrait pas en conclure qu'il est tout à fait hors des atteintes du froid. Car, dans les observations qu'il nous reste à rapporter, on verra que deux fois le tissu musculaire répondait mal ou ne répondait pas du tout à l'électrisation profonde; chez ce dernier malade, l'atrophie était considérable dans tous les muscles des membres inférieurs.

Mais nous croyons que les lésions trophiques des muscles sont plutôt des accidents primitifs que des accidents tardifs. Babaut cite plusieurs cas de ce genre. Nous avons aussi constaté, à Beaujon, chez M. Gubler, et à l'Hôtel-Dieu, chez M. Hérard, deux exemples de paralysie progressive avec atrophie musculaire des mains et des avant-bras chez des cochers qui, par leur profession, avaient eu souvent les mains refroidies. Mais ces faits sortent des limites que nous nous sommes tracées.

CHAPITRE II

TROUBLES NERVEUX FONCTIONNELS

Ils sont, avons-nous dit, la caractéristique de l'état chronique qui survient après les anciennes gelures.

Ces troubles sont de deux sortes : *sensitifs* et *moteurs.*

Les premiers n'ont pas échappé aux cliniciens qui se sont occupés de l'étude générale des congélations. Dans les extraits rapportés au chapitre de l'historique, on peut lire, en effet, que « la sensibilité ne revient que la dernière et graduellement (Legouest) » ; que « chez un chasseur à pied de l'armée de Crimée, les douleurs persistaient encore huit mois après la congélation (Volette) » ; que « les personnes atteintes de gelures ressentent des douleurs pendant des années (Babaut) ».

Les observations que nous avons déjà rapportées dans ce travail sont venues confirmer l'exactitude des remarques faites par nos devanciers ; celles qui nous restent à produire auront la même conclusion ; et, toutes ensemble, elles érigent en principe général l'existence de pareils troubles après d'anciennes gelures.

Ces troubles de la sensibilité sont superficiels, locaux et permanents, ou bien profonds, diffusés et intermittents.

Le premier groupe comprend l'anesthésie, l'analgésie, l'hyperesthésie et la perte du sens de la température qui, en somme, n'est qu'une forme de l'anesthésie.

Ces altérations sensorielles siégent toujours sur la peau de l'organe qui subit autrefois les rigueurs du froid ; et leur maximum d'intensité est toujours sur les parties où l'agent nocif a trouvé moins de résistance, c'est-à-dire l'extrémité des organes. Puis, ce maximum diminue graduellement de la périphérie au centre jusqu'à disparition complète de ces diverses lésions fonctionnelles.

La zone de la sensibilité altérée est continue, plus ou moins étendue ; nous l'avons vue quelquefois, dans des gelures d'orteils, remonter jusqu'au genou, et même jusqu'à la hanche. Elle ne paraît, d'ailleurs, suivre aucune distribution particulière. Une seule fois, elle occupait assez régulièrement le territoire du nerf cubital.

L'anesthésie, l'analgésie et l'altération du sens de la température marchent ordinairement ensemble et se manifestent sur les mêmes parties de la surface cutanée ; jamais nous n'avons vu un de ces troubles exister isolément. Il n'en est pas de même de l'hyperesthésie, qui s'accompagne rarement d'autres phénomènes sensoriels. L'anesthésie est la plus fréquente des altérations de la sensibilité ; les autres se montrent à peu près aussi souvent les uns que les autres.

Ces troubles divers de la sensibilité, nous les avons observés avec soin ; leurs caractères, nous les avons constatés par des moyens variés et propres à nous mettre à l'abri de toute erreur. Nous n'avons, du reste, éprouvé aucune difficulté à nous en rendre un compte exact ; ils constituent l'un des éléments les plus évidents et les plus ordinaires de l'ensemble clinique que nous analysons ; ils peuvent même apparaître seuls, dégagés de toutes les lésions anatomiques qui forment leur cortége habituel. Alors rien n'empêche de les voir dans toute leur netteté.

Voici un cas, observé par nous dans le service de

M. Gubler, qui offre un exemple de troubles sensitis sans aucune lésion anatomique qui les accompagne.

Obs. IX. (Personnelle). — Refroidissement intense et prolongé de la main droite. Anesthésie, analgésie, altération de la sensibilité thermique. Ataxie des mouvements de la même main.

Souffay (Hippolyte), 39 ans, entre, au mois de mars 1877, à l'hôpital Beaujon pour une gastrite alcoolique.

M. Gubler fait incidemment remarquer que les trois doigts internes de la main droite présentent une altération très-notable de la sensibilité, et n'insiste pas davantage.

En examinant cette particularité avec attention, voici ce que nous constatons.

Sur les trois doigts internes de la main droite, le malade soupçonne plutôt qu'il ne sent le contact des objets sans pouvoir les distinguer les uns des autres, ni en dire la nature.

L'analgésie accompagne l'anesthésie, et, comme elle, est très-prononcée dans le département du nerf cubital. Une piqûre d'épingle, allant jusqu'au sang, détermine à peine une sensation douloureuse.

L'altération de la sensibilité thermique est bien constante aussi. Mais ici, nous rencontrons une difficulté. L'impression produite par un corps froid est peut-être diminuée dans la main droite; mais ce que le malade affirme avec plus d'assurance, c'est une sensation de froid très-pénible ressentie au contact du même corps porté sur la main gauche. De sorte que nous nous demandons s'il y a diminution à droite ou exaltation à gauche.

Quoi qu'il en soit, tous ces phénomènes se propagent jusque dans l'avant-bras, en diminuant de bas en haut pour disparaître insensiblement vers la partie moyenne.

Nous remarquons enfin, ou plutôt le malade nous fait remarquer que le doigt médian ne participe pas tout entier à cet état morbide et que la moitié interne serait beaucoup moins sensible aux piqûres que la moitié externe. (Voilà pourquoi, en faisant précédemment allusion à ce cas, nous avons dit que les troubles de la sensibilité suivaient assez exactement la distribution du nerf cubital.)

A gauche, l'intégrité de la sensibilité est parfaite.

Voici maintenant ce que le malade nous apprend sur les antécédents relatifs à ces troubles nerveux.

Au mois de décembre 1870, pendant quatre heures consécutives, il est resté en faction, arme au bras, sur le plateau d'Avron. Le froid, on s'en souvient encore, était, à cette époque, excessivement rigoureux, et, quand il fut relevé de son poste, cet homme, suivant son expression, *ne sentait plus sa main droite*. Il la mettait dans la flamme et pouvait prendre des charbons ardents sans se brûler. Il ne parut, à la suite de cet accident, ni phlyctènes ni ulcérations, et tout se borna, pour le moment, à un engourdissement qui se prolongea pendant six semaines. Ce fut peu à peu que la sensibilité reparut; mais Souffay a remarqué que sa main *n'est jamais revenue comme elle était auparavant*. Il sentait mal les objets, les saisissait maladroitement, et cela, au point d'en éprouver de sérieuses difficultés pour ses travaux de menuiserie, auxquels il a fini par être obligé de renoncer. Cette incertitude des mouvements a persisté jusqu'à ce jour, et le malade a perdu l'espoir de recouvrer jamais l'usage de sa main droite.

En même temps qu'elle met dans toute leur évidence certains troubles nerveux, cette observation démontre, en outre, que ces troubles sont primitifs et qu'ils ne dépendent en rien d'autres lésions concomitantes, quand ils existent en même temps qu'elles.

Voici un autre cas où les troubles nerveux sont encore, non pas exclusifs, comme dans le précédent, mais très-prédominants. Ici, c'est surtout la sensibilité cutanée qui est portée à un haut degré d'exaltation. Les lésions des tissus sont peu marquées et consistent presque uniquement en quelques modifications des sécrétions cutanées.

Obs. X (Personnelle). — Refroidissement intense et prolongé des extrémités inférieures. Croissance vicieuse des ongles : pigmentation de la peau ; déformation articulaire. Douleurs crampoïdes à gauche Hyperesthésie et tremblements convulsifs à droite.

Vignol, 56 ans, est entré à l'hôpital de la Charité au mois de janvier 1875. Il est couché au n° 16 de la salle Saint-Charles, service de M. Germain Sée.

Ce malade se plaint de douleurs vagues, rhumatoïdes dans les coudes, les épaules et les muscles de la nuque et d'accès de vive douleur dans la jambe gauche. Ces accès éclatent deux ou trois fois par jour, avec une très-grande violence, en partant de l'extrémité des orteils pour s'étendre jusqu'à la hanche. Chaque crise dure deux ou trois minutes. De plus, le membre abdominal droit est agité de mouvements convulsifs intermittents que fait naître le plus léger contact, et qui paraissent résulter d'une hyperesthésie excessive. Il y a peu de temps qu'il est sorti de l'hôpital de la Pitié, où il a été traité par M. Vulpian pendant dix-huit mois (nitrate d'argent à l'intérieur).

Le malade ne peut pas marcher.

Un autre genre de lésions attire encore notre attention. Sur la jambe gauche, à la face interne, se fait remarquer une coloration épidermique d'un brun ardoisé. Cette plaque tranche d'une manière frappante avec le reste de la peau, dont la couleur ne présente rien d'anormal partout ailleurs. Le gros orteil est dans une abduction forcée ; les ongles des trois premiers orteils sont déformés et noirs. Celui du gros orteil est formé de deux parties bien distinctes, séparées l'une de l'autre par un sillon transverse profond: la partie antérieure est épaisse, rugueuse, plus ancienne que la partie postérieure. L'ongle de l'orteil médian est épais, noir, recourbé sur lui-même en forme d'ergot et dirigé en dedans.

Les ongles des deux derniers orteils sont, pour ainsi dire, à l'état embryonnaire, et sortent à peine de la matrice unguéale.

Il y a un peu d'anesthésie sur toute l'étendue du membre.

Tous ces phénomènes datent de longtemps ; le malade leur assigne une origine précise.

Il y a six ans, dit-il, qu'il traversait le Mont Cenis dans une voiture. Un obstacle la fit se renverser si malheureusement que la jambe gauche du voyageur fut prise sous le véhicule. Il resta ainsi dans la neige pendant deux grandes heures par un froid rigoureux. Des cantonniers le recueillirent et le portèrent à la *casa regina,* où on ne manqua pas de le placer près du feu. Cette imprudence détermina des douleurs atroces et une réaction alarmante. Alors comme ressource suprême.... et efficace, dit le malade, on l'enterra dans un tas de fumier, la congélation n'eut pas d'autres suites fâcheuses pour le moment.

Mais, quelques mois plus tard, il commença à ressentir des fourmillements dans les pieds et dans les jambes, fourmillements d'abord supportables, bientôt lancinants du côté gauche. Puis, dans l'espace de deux ou trois ans, survinrent successivement les crampes, la pigmentation de la peau, sans ulcération ; la déformation articulaire, sans arthrite; et les modifications unguéales. Il est à remarquer que ces différentes lésions anatomiques n'existent que sur le membre gauche, qui a été le plus maltraité dans l'accident du Mont-Cenis. Sur le membre droit, en effet, on ne remarque absolument rien d'anormal dans la nutrition des tissus.

Quant aux actions réflexes intenses qu'y fait apparaître le moindre contact, il n'y aurait que deux ans qu'elles auraient commencé à se manifester. Quelque temps auparavant le malade aurait fait une chute d'une certaine hauteur. Fin de l'observation.

Quelle est la part de la chute dans l'apparition de ces derniers phénomènes réflexes? Nous nous le pourrions le dire. Mais ce que nous pouvons affirmer, c'est que l'action du froid ne se borne pas à provoquer des troubles sensitifs cutanés, elle agit plus profondément et détermine un second groupe de phénomènes nerveux caractérisés par de la douleur qui revêt, le plus souvent, la forme névralgique. Toutefois, cette douleur ne présente pas de siége bien délimité, le trajet d'un cordon nerveux, par exemple. Souvent aussi, au lieu d'être intermittente et aiguë, elle est continue, vague et remittente. Quelle que soit la forme de la douleur, celle-ci occupe toujours, en totalité ou en partie, le membre qui a été réfrigéré, en partant d'un point fixe pour s'irradier plus ou moins loin. On peut reconnaître tous ces caractères dans quelques-unes de nos précédentes observations. Mais il peut arriver que cette douleur devienne peu à peu fulgurante, signe prémonitoire de lésions centrales bien plus graves que les lésions fonctionnelles que nous avons décrites jusqu'ici.

Telle a été la marche des troubles nerveux chez le malade qui fait l'objet de la IIIe observation, où nous n'avons rapporté que les lésions anatomiques des extrémités inférieures. Voici la seconde partie de cette observation, qui concerne les troubles nerveux.

Obs. XI (Suite de la 3e). — Sensibilité persistante de la peau des pieds. Douleurs névralgiques. Amaurose. Douleurs fulgurantes. Analgésie. Anesthésie. Impuissance. Ataxie locomotrice.

Parallèlement aux lésions anatomiques que nous avons signalées, se manifestèrent chez notre malade des troubles fonctionnels remarquables. Le premier fut la persistance d'une grande sensibilité des pieds, après la guérison des lésions locales de congélation. Morel ne pouvait supporter la moindre pression sans éprouver de vives douleurs. Ses bottes de cavalier le blessaient constamment ; après la plus petite marche, il voyait apparaître des écorchures sur différentes parties des orteils. Cette sorte de causalgie a duré plusieurs années, et a fini par diminuer d'intensité.

Deux ans après la congélation en Crimée, c'est-à-dire en 1856, des douleurs névralgiques apparurent dans toute l'étendue des deux membres abdominaux, douleurs vives, lancinantes, allant d'un point à un autre, sans fixité dans leur siége ni dans leur marche. Chacune de ces crises durait une ou deux heures, et éclatait à peu près tous les quinze jours.

Cependant les orteils étaient toujours d'une sensibilité extrême ; le malade les enveloppait de linges, et prenait toutes les précautions pour les protéger contre la rigidité de ses bottes.

Ce fut dans cet état qu'il fit la campagne d'Italie en 1859, et qu'il reprit un engagement, en ayant soin, dit-il, de cacher son infirmité. A partir de cette époque, ces douleurs ne firent qu'aller en augmentant, les crises devinrent plus longues, plus fréquentes et plus aiguës.

En 1867, cet état nerveux se compliqua de troubles de la vision. Morel était alors en garnison à Auxonne. Tout à coup, au champ de manœuvres, il s'aperçoit qu'il ne peut plus pointer son mortier, Il avait un nuage devant les yeux et voyait doubler les chiffres de la planchette de pointage. Cet affection fut qualifiée d'amaurose, et le soldat renvoyé dans ses foyers.

Ces troubles du côté de la vue sont à peu près restés stationnaires jusqu'à ce jour. Ils consistent en un affaiblissement de la force visuelle, en myopie et diplopie. La diplopie est surtout très-marquée quand le malade, au lieu de regarder droit devant lui, cherche à voir un objet placé de côté, à droite ou à gauche. L'examen à l'ophthalmoscope ne révèle aucune lésion bien caractérisée.

Les crises névralgiques, dont nous avons parlé, ont, au contraire, notablement progressé; elles ont même changé de nature. Maintenant, en effet, elles éclatent tous les huit ou dix jours ; durent une demi-journée, quelquefois davantage. Ces crises consistent aujourd'hui en décharges successives, instantanées, très-vives, et ressemblent tout à fait aux douleurs fulgurantes de l'ataxie. Mais, au lieu d'avoir leur point de départ dans la moelle, c'est toujours des orteils qu'elles partent et s'irradient. De plus le malade a cru remarquer plusieurs fois l'influence des changements atmosphériques sur l'apparition de ce phénomène.

L'anesthésie et l'analgésie existent à un degré assez élevé. Ainsi, en appliquant alternativement un corps froid et un corps chaud sur les deux membres inférieurs, le malade sent bien le contact des objets ; mais les sensations de froid et de chaud sont à peine perçues. On se sert pour cette expérience d'un gobelet d'étain, d'une éponge imbibée d'eau fraîche, d'une cuillère de fer portée à une assez haute température ; et le résultat obtenu ne peut laisser de doute sur l'existence des troubles sensitifs.

Uue légère piqûre d'épingle ne détermine aucune douleur. L'insensibilité paraît moins marquée à la face plantaire qu'à la face dorsale des pieds; aux jambes et aux cuisses, il y a seulement un peu de diminution de la sensibilité ; le maximum de ces troubles sensitifs est à l'extrémité des orteils. Autour des ulcérations, l'insensibilté est absolue. Quand, dans la constatation de ces troubles de la sensibilité, on demande au malade de porter les doigts sur le point brûlé ou piqué, c'est toujours à deux ou trois centimètres au-dessous de la piqûre qu'il porte son doigt. C'est la seule fois que nous avons rencontré cette singulière aberration du sens de localisation des sensations.

Dans l'observation de M. Duplay, recueillie une année après la nôtre et publiée dans les *Archives*, on voit que les altérations de la sensibilité, localisées aux extrémités inférieures, sont bien plus prononcées qu'au moment où nous les avons observées ; les crises névralgiques sont qualifiées de *fulgurantes*. En outre, il y a de l'impuissance (elle daterait de quatre ans), de fréquentes envies d'uriner, de l'incontinence d'urine et des douleurs rectales distensives. Le malade sent très-mal le sol sur lequel il marche ; il frappe d'abord du talon en chancelant, mais avance ses jambes au lieu de les jeter en avant. Ce n'est pas tout à fait le type classique de l'ataxie. L'examen ophthalmoscopique ne fournit que des résultats négatifs.

M. Duplay conclut en disant que les maux perforants multiples qui ont existé et qui existent encore chez ce malade, de même que les troubles de la sensibilité, se sont vraisemblablement développés sous l'influence de l'affection médullaire, et il serait permis de supposer, ajoute-t-il, que la gelure des pieds a été le point de départ de tous les accidents.

Nous n'admettons pas entièrement la manière de voir du chirurgien de l'hôpital Saint-Louis. Le froid est le point de départ de tous les accidents, c'est aussi notre conviction. Mais au lieu de faire dépendre les troubles nerveux périphériques et les lésions anatomiques d'une altération médullaire, nous croyons, au contraire, qu'ils sont le résultat de l'action locale du froid sur le système nerveux périphérique, que la lésion centrale n'est que secondaire et consécutive, par propagation, aux lésions locales. Mais n'anticipons pas sur la pathogénie.

On peut voir actuellement à l'infirmerie de Bicêtre, salle Saint-Prosper, un malade qui offre un exemple vraiment typique de lésion médulaire consécutive à une ancienne gelure. M. Nicaise, le chef actuel du service, se propose de publier cette observation *in extenso*; nous ne pouvons donc que signaler ici un cas qui ne nous appartient pas.

Il s'agit d'un ancien marin qui se perdit avec ses compagnons dans les glaces du pôle arctique, en 1854. Il était depuis deux jours échoué sur un glaçon et avait complètement perdu connaissance quand il fut recueilli par un navire anglais. Il resta d'abord six mois dans l'hôpital d'une petite ville d'Angleterre ; il n'a jamais, depuis l'accident, recouvré l'usage de ses membres inférieurs.

L'anesthésie est à peu près complète sur le tronc et les quatre membres ; l'atrophie musculaire est très avancée : elle est surtout remarquable aux cuisses et aux mains. La tête, intra et extra, est tout à fait indemne, sauf la vision qui paraît avoir considérablement baissé depuis une année ou deux. Cet homme est âgé d'une cinquantaine d'années.

Au niveau des deux trochanters existent deux tumeurs osseuses, à peu près symétriques, qui ne se sont développées que depuis quelques années et longtemps après la gelure précitée. Il n'existe pas d'autres lésions anatomiques. Sauf quelque anomalie de coloration et de croissance dans deux ongles du pied gauche. Les sphincters ne sont pas paralysés.

Il est bien évident qu'il s'agit ici d'une lésion des cordons postérieurs, et aussi des cordons antéro-latéraux.

Ces lésions des centres nerveux, et en particulier celles de l'ataxie locomotrice ne sont pas très-rares à la suite de l'impression du froid. « Le plus souvent, dit un auteur qui a écrit sur cette maladie, elle apparaît chez des individus soumis d'une façon très-évidente et réitérée au froid ou à l'humidité. Ce ne sont d'abord que des douleurs évidemment rhumatoïdes ; par une sorte de dégénérescence elles deviennent peu à peu celles de l'ataxie » (1).

M. Ferry, dans une thèse toute récente (2), cite quarante-huit observations d'ataxie locomotrice, dont l'étiologie est comprise sous les mots : arthrites, froid, refroidissement. La plupart des auteurs semblent d'accord sur ce point.

Nous aurons à en redire un mot au chapitre de la pathogénie.

Troubles de la motilité.

Nous n'avons pas à parler de ceux qui résultent de lésions anatomiques de l'appareil locomoteur, mais seulement de ceux qui dépendent d'un trouble fonctionnel. Ceux-ci sont assez obscurs dans leur cause immédiate, et il n'est pas toujours facile de dire s'ils

(1) P. Topinard, De l'ataxie locomotrice, p. 297.
(2) Ferry, Des causes de l'ataxie locom., thèse de Paris, 1879.

sont dus uniquement à une altération de la sensibilité, ou si le tissu musculaire lui-même a quelque part dans ces troubles. Dans les cas de lésion médullaire, il est bien évident que la plus grande part de troubles de la motilité sont sous l'influence de la lésion nerveuse centrale. Cependant la myotilité peut n'y être pas tout à fait étrangère : car, pour Morel, M. Duplay a constaté que certains muscles ne répondaient pas à l'éponge électrique, quoique ni lui ni nous n'ayons constaté de l'atrophie musculaire. Chez le pensionnaire de Bicêtre, au contraire, l'atrophie est des plus prononcée, mais ne joue assurément qu'un rôle insignifiant dans les troubles de la motilité que présente ce malade.

Pour le malade qui fait l'objet de l'observation X, le tremblement convulsif qui agite tout le membre abdominal gauche à la suite d'une impression cutanée, semble tout à fait étranger à l'élément musculaire. Hyperesthésie cutanée, exagération de l'acte réflexe, tels paraissent être les deux seuls facteurs dans la production de ce trouble fonctionnel.

Ailleurs, au contraire, c'est l'anesthésie qui est vraisemblablement l'origine de certaine ataxie partielle. Sous ce chef, nous rangerons le malade de l'observation IX, qui fut obligé de renoncer à ses travaux de menuiserie par suite de sa maladresse, maladresse provenant, selon nous, de ce que la main droite, qui avait été réfrigérée, avait perdu cette délicatesse exquise du tact, qui est comme le sens spécial de la main. Babaut rapporte, dans sa thèse inaugurale, comme complication d'une gelure, un cas qui a la plus grande analogie avec le nôtre : le voici.

OBS. XII. — (Extraite de la thèse de Bubaut).

Gobler (Simon), 63 ans, menuisier, vient à la consultation de M. Tillaux, le 20 novembre 1871. Il raconte qu'il y a un an, il eut les mains gelées. Le malade n'a pas eu d'ulcération sur les mains, et paraît avoir été atteint d'une gelure correspondant au premier degré des auteurs. Depuis le retour des froids le travail lui est devenu complétement impossible ; jusqu'à ces derniers jours il a eu un simple engourdissement dans les mains ; mais aujourd'hui la force musculaire a beaucoup diminuée, et le peu d'action musculaire qui lui reste est mal assuré. Ce phénomène est surtout manifeste pour les fléchisseurs des doigts : tout ce qu'il prend lui tombe des mains ; et, à chaque instant il risque de se blesser avec les objets qu'il tient.

L'auteur fait suivre cette observation des réflexions suivantes : « Il y a à se demander, dit-il, si cette sorte d'ataxie des mouvements n'est pas due à la diminution de la sensibilité tactile survenue sous l'influence du froid, diminution de la sensibilité d'où résulterait une énergie moins complète dans la préhension des corps, et, par suite, les phenomènes sus-indiqués. »

On se demande naturellement quelle peut être la cause de cette dégénérescence nutritive qui frappe si tardivement les tissus des organes réfrigérés. Les faits que nous venons de décrire renferment en eux-mêmes, croyons-nous, un commencement de réponse à cette question. Car si, d'un côté, on considère la multiplicité et la variété des lésions, il est logique de penser qu'elles sont sous la dépendance d'une altération d'un des deux systèmes généraux qui président à la nutrition, système vasculaire, système nerveux. Et si, d'autre part, on se souvient de l'importance et des caractères des symptômes du système nerveux, il y a de grandes présomptions en faveur d'une altération de ce dernier système. C'est à l'anatomie pathologique qu'il appartient de résoudre cette question.

ANATOMIE PATHOLOGIQUE

Les recherches personnelles nous font absolument défaut concernant cette partie de notre travail. Les circonstances ne favorisent pas toujours les meilleures volontés, et nous n'avons pu que recueillir les rares observations nécropsiques qui ont été faites par d'autres et consignées dans leurs ouvrages.

La première que nous ayons rencontrée se trouve dans la thèse de Quelmalz, dont il a déjà été parlé. Voici en quels termes cet observateur rapporte les résultats de ses recherches à ce sujet : « Confirmat id « (l'apoplexie), évidenter ipsa anatome senis septuages- « simum ætatis annum transgressi, quam, anno 1726, « demonstrationibus publicis tum præfixus, intitui. Cujus « in itinere mense januarii, constituti prope Zwinko- « viam, frigore vehementi extincti appressique, cadaver « in theatrum anatomicum delatum, blandoque calore, « obrigidatum ejus fotum, præter alia, in cunctis vasis « sanguifluis, tam arteriosis quam venosis, paullo capa- « cioribus, polyposas concretiones longas, teretes, figu- « ram, dereliquis, vasorum suorum post extractionem « æmulantes, simulque vasa meningum sanguine tur-

« gida, lymphamque viscidam in ventriculis observanda « præbebat. » (1)

Cet auteur, comme nous l'avons vu précédemment, avait signalé avec raison la fréquence de l'apoplexie cérébrale causée par le froid. Préoccupé de donner la raison de cet accident, il dirige exclusivement ses investigations du côté du système circulatoire. Pour plusieurs motifs, nous ne comptons pas trouver dans cette observation des renseignements utiles au cas que nous avons à éclaircir, et c'est plutôt à cause de la nouveauté du fait que nous le signalons ici.

Au reste, les autopsies qui furent faites dans la suite ne sont guère plus explicites au point de vue des lésions vasculaires. Les unes ont bien signalé des oblitérations artérielles, mais les autres ne les ont point rencontrées. Sur seize autopsies faites par M. Tillaux en 1870, ce chirurgien n'a pas découvert une seule fois cette métamorphose des artères en cordons pleins, dont parle Valette. D'autres supposent des embolies, des tromboses capillaires, mais personne ne les a constatées, et aucun symptôme n'a pu les faire supposer ; c'est donc là une hypothèse toute gratuite. Le silence de l'anatomie pathologique est tout aussi absolu sur l'altération des parois vasculaires. Les globules sanguins semblent, au contraire, profondément altérés. Du moins, c'est le résultat des expériences de Gerdy, que nous n'avons aucune raison de mettre en doute.

Quant aux altérations du tissu nerveux sous l'in-

(1) Quelmalz, ouvrage cité.

fluence du froid, elles sont nettes et profondes. L'anatomie pathologique expérimentale les a reconnues et décrites comme l'anatomie pathologique normale.

M. Tillaux fit, il y a quelques années, à l'amphithéâtre des hôpitaux, une série d'expériences très-concluantes.

Des pattes de différents animaux étaient soumises à un mélange réfrigérant et, après un certain temps, leurs nerfs examinés au laboratoire d'histologie, dont M. Grancher était alors le chef. Ces recherches n'ont pas été publiées par leurs auteurs ; mais plusieurs ouvrages en ont signalé les résultats importants. M. Tillaux, dans une communication orale, nous a dit que cette altération portait principalement sur les tubes nerveux, qui présentaient un aspect monoliforme très-accentué. Ils avaient, en outre, une apparence granuleuse due à la segmentation de la myéline, qui, au lieu d'être répandue en nappe autour des cylindraxes, parsemait la gaîne de Schwann de nombreuses gouttelettes.

Tout cela a été confirmé et complété par les travaux concordants de Waller et de Weir-Mitchell. Voici les résultats auxquels ce dernier est arrivé par ses propres expériences : nous citons textuellement : « Lorsque le refroidissement est prolongé ou répété souvent, on aperçoit très-distinctement des altérations ; le nerf se montre à l'œil le moins exercé, plus large et plus sombre que dans l'état ordinaire. Les coupes rendent manifeste l'accroissement dans le nombre des vaisseaux et les ruptures vasculaires nombreuses qui ont donné naissance à des caillots interfibrillaires ; dans quelques cas, des stries rougeâtres témoignent que l'épanchement sanguin a suivi les interstices cellulaires qui existent entre les grosses divisions du nerf. A ce degré, ce n'est plus à une simple congestion que l'on a affaire, mais à une véritable apoplexie du tissu nerveux, dont les symptômes sont : un affaiblissement de la sensibilité et une paralysie incomplète... Si l'on pratique l'examen anatomique des parties en sacrifiant l'animal au bout de quinze jours, on trouve un certain nombre de fibres qui ont subi la dégénérescence wallérienne par suite de la compression exercée par les petits caillots dont nous avons déjà parlé ou par quelque autre raison » (1).

Ces données expérimentales sont conformes à celles de l'anatomie pathologique normale. M. Ollivier place au nombre des causes des atrophies musculaires, les *altérations des nerfs par suite de l'impression brusque du froid, altération consistant en une dégénérescence analogue à celle observée par Waller après la section des nerfs.* (2)

M. Servier a également constaté l'altération des nerfs sous l'influence du froid, dans plusieurs cas de congélations où il a pu pratiquer l'examen nécropsique. « Quant aux nerfs, dit-il, ils sont le plus souvent ramollis et graisseux; ils s'isolent mal des tissus envi-

(1) Weis Mittchell, Des lésions des nerfs et de leurs conséquences, trad. de M. Dastre.

(2) Thèse d'agrégation.

ronnants ; leur volume peut être considérablement augmenté », et il cite le fait suivant que nous rapportons ici tout entier à cause de son importance : « Dans l'autopsie d'une jambe amputée au tiers inférieur pour des lésions dues à une congélation ancienne (elle datait d'une année), nous avons trouvé le nerf tibial plus que doublé de volume, à partir de la gouttière du calcanéum, bien qu'il se fût divisé en plantaire. Le nerf plantaire interne était, à ce niveau, aussi gros qu'un des tendons du fléchisseur du pied à l'état normal. En le suivant jusqu'à sa terminaison, ce qui n'était pas facile, parce que son aspect ne différait pas beaucoup de celui des tissus voisins, nous avons vu qu'il se terminait près de la plaie en se renflant légèrement, et en envoyant quelques fibres ternes dans la graisse. L'augmentation de volume existait sur une longueur de 5 à 6 centimètres. En sectionnant ce nerf, on a pu voir qu'il se composait de deux parties : 1° une partie périphérique blanche et dure ; 2° une partie interne grise et molle, ressemblant à la graisse des tissus voisins » (1).

Cette observation est heureusement complétée, au point de vue histologique, par une autre que nous empruntons au mémoire déjà cité de MM. S. Duplay et Morat, et à laquelle nous avons fait allusion précédemment. « Nous avions été frappés, à diverses reprises, disent ces observateurs, de voir le mal plantaire se montrer consécutivement à des gelures des pieds, et nous nous étions demandé si l'action du froid ne pourrait pas dé-

(1) Servier, Dict. encycl. des sciences méd., art. Congélation.

terminer dans les rameaux terminaux des nerfs une lésion dégénérative, d'autant plus probable que les membres gelés sont d'abord privé de leur sensibilité dans le temps qui suit l'action du froid. Un fait qu'il nous a été donné d'observer récemment à l'hôpital Saint-Antoine, est venu nous confirmer dans cette opinion.

« Il s'agit d'un vieillard qui est entré à l'hôpital pour une gelure des deux pieds au second degré (phlyctènes). Le malade ayant succombé à une complication pulmonaire, nous avons pu soumettre à l'examen histologique les nerfs des membres inférieurs (nerfs collatéraux des orteils, nerf musculo-cutané, plantaire interne, sciatique).

« Les nerfs collatéraux des deux gros orteils sont entièrement dégénérés (quelques rares fibres ont été épargnées). Le plantaire interne, le musculo-cutané (à la face dorsale du pied) contenaient quelques faisceaux isolés, quelques tubes nerveux disséminés ayant subi la dégénération. Le sciatique était tout à fait sain. Sur le gros orteil gauche, les désordres, plus profonds, avaient amené l'élimination des tissus et une ulcération qui laissait à nu les tendons fléchisseurs. A droite, au contraire, l'aspect extérieur des orteils n'était point changé, et les tissus incisés paraissaient sains. Néanmoins le gros orteil droit avait présenté de l'insensibilité ; ses nerfs collatéraux, examinés, furent trouvés dégénérés, et cette lésion était la seule qu'on pût découvrir dans toute cette région. »

(1) S. Duplay et J. Morat, ouvrage cité.

Ainsi, prolifération du tissu cellulaire, surtout à la périphérie ; augmentation du volume des cordons nerveux ; dégénérescence des fibres nerveuses : tels sont les principaux caractères anatomiques de la lésion nerveuse chronique consécutive aux anciennes gelures. Or, une semblable lésion n'a rien de spécifique. Il suffit d'ouvrir un traité de pathologie pour voir que, à la suite d'irritation, de traumatisme, et même sans cause appréciable, on a souvent constaté la même modification de texture dans le tissu des nerfs, et tous les auteurs appellent du nom de *névrite* chronique l'état pathologique qui lui a donné naissance.

PHYSIOLOGIE PATHOLOGIQUE

Quel est le mode d'action du froid sur le tissu des nerfs, et comment cet agent en produit-il l'altération ?

En cherchant dans l'histoire de la médecine une réponse à cette double question, nous nous sommes aperçu que, sans une forme plus générale, elle avait depuis longtemps attiré l'attention du monde médical. Voici l'idée qu'on se faisait de l'action du froid sur l'économie à une époque où les conceptions de l'esprit remplacent souvent l'observation méthodique : « Une intempérie froide si grande fait que les esprits sont suffoqués et esteints et lorsque nature ou la providence de tout le corps renvoie d'autres esprits pour subvenir à la dite partie, lesdits esprits ne trouvant l'harmonie bien disposée pour être réceus, se retirent subit vers leur origine, comme s'ils étaient repoussés par le grand froid de la dite partie, ennemy et du tout contraire à Nature, et pourtant ladite partie ainsi destituée desdits esprits, promptement se mortifie (1). » Au temps d'Ambroise Paré, comme au temps de Descartes, la physio logie côtoyait de près la métaphysique.

L'interprétation d'un auteur allemand du XVIIIe siècle est déjà beaucoup plus satisfaisante : « Extremitates omnium promptissime recipiunt frigus, ex remotissima, quam occupant, a corde sede ; nam impetus remittit in longo hoc itinere, quia principium motus procul distat, et difficilius liquor venosus à partibus reducitur. Unde ex languore motus imminutus emergit calor. Extremitates autem sunt manus vel pedes. Manus statim ab ære paulo frigidiore refrigerantur, exasperantur, rigescunt. Sanguis enim in his, ut in cute, retardatur motu, repellitur vi constrictiva externa et vasa contrahantur (2) ». Il y a là des vues très-justes, et qui n'ont pas été désavouées par les progrès de la physiologie.

Depuis cette époque, l'action du froid sur l'économie en général a été l'objet de nombreuses recherches. Mais le cas particulier de cette action sur les nerfs a tout à fait passé inaperçu jusqu'à ces derniers temps. Aussi, il serait au moins inutile d'insister sur les travaux qui ont précédé ceux des auteurs que nous avons nommés à l'article de l'anatomie pathologique. Leurs ouvrages nous serviront

(1) Amb. Paré, ouv. cité.

(2) Jean Luther, De frigore ejusque effectibus in corpore humano. Dissert, in-8°, Magd., 1740.

de guides pour nous faire connaître le développement et la nature des altérations que l'action locale du froid peut causer dans le tissu des nerfs.

Une première remarque qui se présente à l'esprit, c'est que les lésions que l'anatomie pathologique nous a révélées, ne diffèrent pas de celles qu'on observe dans les traumatismes des cordons nerveux. Ce rapprochement nous amène à comparer l'action du froid à celle d'un corps vulnérant quelconque, et à employer ici dans son acception littérale l'expression de *coup de froid.*

C'est aussi l'opinion de plusieurs des maîtres de cette Ecole, et l'un d'eux l'exprime en ces termes : « Il est permis de supposer que les traumatismes des extrémités agissent comme le froid pour produire la dégénérescence des rameaux terminaux des nerfs. » Il est bien évident que cette comparaison ne porte pas sur les désordres directs causés par la violence des agents ; mais sur les désordres secondaires qui envahissent consécutivement le tissu nerveux.

Mais, s'il est facile de concevoir que la compression, la contusion, la déchirure d'un rameau nerveux puissent y faire naître des affections graves, en causer la dégénérescence et la suppression d'action, on ne voit pas immédiatement comment le *coup de froid* peut aboutir aux mêmes résultats.

Voici notre manière de comprendre ce processus morbide.

Tout organe réfrigéré pâlit d'abord, et rougit ensuite

(1) S. Duplay et J. P. Morat, ouvrage cité.

quand la chaleur commence à revenir. Le premier de ces phénomènes est la conséquence de la contraction des capillaires, produite sous l'influence d'une excitation vaso-motrice.

La congestion, au contraire, dépend soit de la paralysie des capillaires, qui succède, par épuisement à l'excitation nerveuse, soit, comme le veut M. Poiseuille, de l'augmentation d'épaisseur de la couche de sérum qui tapisse les parois internes des vaisseaux sanguins à l'état normal.

Quoiqu'il en soit de l'interprétation, le fait est constant, et le tissu nerveux n'échappe pas à cette loi générale.

L'ischémie des nerfs se traduit par une perte subite de leurs propriétés fonctionnelles, espèce de syncope périphérique ; l'hyperhémie, par une exaltation de ces mêmes propriétés fonctionnelles, douleur, picotements, hyperesthésie, engourdissement. C'est là l'expérience de tous les jours.

M. Weir-Mitchell a constaté la même succession de phénomènes sensitifs par des expériences méthodiques faites sur lui-même : douleur très-vive, surtout dans la région à laquelle se distribue le nerf refroidi (cubital) ; cessation subite de la douleur quand le refroidissement a atteint un certain degré ; puis engourdissement, disparition de la sensibilité générale, et, enfin, de la motilité. A mesure que la température s'élève, engourdissement croissant, excessive irritabilité du nerf, douleur dans la région du coude, sensibilité du plexus brachial, hyperesthésie superficielle, picotements, perte partielle des propriétés fonctionnelles, légère tuméfaction. Tous ces symptômes sont ceux de la congestion des nerfs. La température était de 15 degrés au-dessous de zéro.

En appliquant directement l'agent réfrigérant sur un tronc nerveux ou sur la moelle épinière, l'expérimentateur américain nous fait, pour ainsi dire, assister au développement de la congestion. Les vaisseaux visibles à l'œil nu se dilatent dans la seconde période de l'action produite par le froid ; d'autres, qui n'étaient pas visibles, le deviennent, et toute la partie soumise à l'épreuve rougit d'une manière évidente.

Si le refroidissement a été intense et prolongé, ce n'est plus à une congestion qu'on a affaire, mais à une véritable apoplexie du tissu nerveux, avec rupture des vaisseaux, épanchement sanguin dans le tissu cellulaire interfibrillaire. Tels sont les résultats auxquels est arrivé le chirurgien physiologiste de Philadelphie, résultats qui sont la confirmation de ceux que Waller avait obtenus auparavant.

Arrivée à ce point, la marche du raptus sanguin peut prendre différentes directions. La congestion peut disparaître, et l'hémorrahagie se résorber, sans laisser de trace de leur passage : si cette terminaison se fait attendre, la compression déterminée par les liquides épanchés amène en peu de jours la dégénérescence de quelques fibres nerveuses. A ce moment, tout peut encore rentrer dans l'ordre, et les tubes nerveux se régénérer promptement. Dans le plus grand nombre de gelures, il est permis d'affirmer que cette terminaison bénigne est habituelle.

Cependant, de la congestion et de l'apoplexie à l'inflammation, la distance, on le conçoit, est bien vite franchie. Il est vrai qu'il n'en serait pas ainsi pour le tissu nerveux, à en juger par les expériences d'habiles physiologistes, M. Vulpian a exercé sur les nerfs tous les genres de traumatismes sans pouvoir arriver à faire naître une névrite. Weir-Mitchell n'a réuni qu'une fois, après bien des essais, à produire chez un lapin l'inflammation d'un nerf.

Mais d'autre part, certains expérimentateurs allemands auraient été plus heureux. Dans une très-bonne thèse présentée l'année dernière par M. Etienne (1), on trouve un résumé bien fait des résultats obtenus par Klemm, Feinberg, Tiesler, qui semblent avoir provoqué à volonté toutes sortes de névrites. En France, M Hayem a également obtenu des résultats positifs.

Ces résultats sont confirmés par les renseignements de la pathologie renseignements nombreux, précis, et suffisants à eux seuls pour démontrer la fréquence relative de la névrite par suite d'une irritation quelconque. Froissement, contusion, déchirure, compression, brûlure, en un mot toute cause capable de produire un désordre matériel ou fonctionnel des nerfs peut en amener l'inflammation M. V. Mitchell rapportent des exemples de sa pratique hospitalière qui ne peuvent laisser de doute à cet égard. Dans sa thèse, M. Etienne donne aussi l'observation très-intéressante d'un malade, chez lequel une

(1) A. Etienne, Essai sur les troubles médullaires que peuvent entraîner les lésions traumatiques.

brûlure de la cuisse fut suivie d'une névrite ascendante. L'urine même peut, dans quelques circonstances, devenir le point de départ d'une lésion. « Quand, selon Remak, la paralysie vésicale avec néphrite consécutive complique une paraplégie avancée, celle-ci est imputable à une névrite qui, partant des nerfs lombo-sacrés, se propage jusqu'aux nerfs plantaires (1). »

Pour nous, le froid n'agit pas autrement que ces agents divers, et produit dans les nerfs les mêmes altérations qu'eux, par le même processus morbide.

Or, quelle que soit l'altération d'un nerf, quelle que soit la cause qui l'ait produite, cette altération est toujours suivie de troubles fonctionnels dans le nerf altéré, et très-fréquemment de troubles trophiques et fonctionnels dans les organes avec lesquels il est en rapport, soit par ses filets terminaux, soit par ses racines. Ainsi, on sait que la section du trijumeau amène l'ulcération de la cornée; celle du sciatique, des lésions persistantes du membre correspondant. Les physiologistes que nous avons nommés plus haut, ont vu, quelquefois, de pareilles lésions apparaître à la suite de leurs expériences pour la production des névrites. M. Etienne a démontré l'altération de la moelle à la suite de l'affection nerveuse, dont nous avons parlé. Gull cite un exemple curieux d'affection médullaire à la suite d'altération des filets nerveux de la muqueuse uréthro-vésicale : « Un malade, à la suite d'une blennorrhagie compli-

(1) Labadie-Lagrave, Nouv. Dict. de méd. et de chir. prat., article Nerfs, pathologie médicale.

quée de syphilis, fut frappé de paraplégie, et chez lequel la moelle épinière paraissait avoir conservé son intégrité parfaite ; mais l'examen microscopique dévoila l'existence d'une dégénérescence graisseuse assez étendue, dans le cordon spinal, au niveau de la sixième vertèbre dorsale (1). »

Leyden rapporte une intéressante observation qui doit paraître incessamment avec des commentaires, dans la Revue mensuelle de médecine et de chirurgie, sous la signature du Dr Petit, sous-bibliothécaire à la Faculté de médecine.

Il s'agit d'un mécanicien âgé de 45 ans, qui eut le pied gauche écrasé par une barre de fer, en 1859. La plaie fut traitée par l'emploi prolongé de la glace. Quelques mois après, douleur dans le même pied; puis dans le pied droit et enfin dans les membres supérieurs. Strabisme pendant quatre mois, ataxie locomotrice bien confirmée. C'est là un exemple remarquable de lésion nerveuse centrale par propagation périphérique. Nous pourrions en citer une foule d'autres.

C'est ainsi que s'est développée l'ataxie locomotrice de Morel (obs. XI); la paralysie agitante de Vignol (obs. X) et la paraplégie du pensionnaire de Bicêtre. Nous demandons à ouvrir ici une courte parenthèse, sans sortir tout à fait de notre sujet.

Nous avons remarqué que les auteurs avaient signalé la fréquence de l'ataxie locomotrice par réfrigération. Eh bien, après ce que nous venons de dire, cette affec-

(1) Labadie-Lagrave, ibid., loc. cit.

tion, dans ce cas, n'a-t-elle pas une explication très-plausible? Nous avons été surpris qu'une interprétation si rationnelle n'ait pas été mentionnée.

« Il serait bien malaisé, dit l'auteur du dernier travail sur ce sujet, d'expliquer le mode d'action du froid sur le système nerveux. La distance qui sépare l'ataxie locomotrice de la paralysie *à frigore* s'oppose à tout rapprochement. » (1). Nous avons vu comment cette distance peut être franchie.

Certains auteurs contestent l'influence du froid sur le développement de l'ataxie locomotrice, en s'appuyant sur ce qu'on a pris pour des douleurs rhumatismales, ce qui n'était que les premiers symptômes de l'affection nerveuse centrale. Il est possible que cette erreur ait été commise plus d'une fois; c'est même probable. Quelle était alors la nature des premières manifestations douloureuses? médullaire, dit-on. N'étaient-elles pas plutôt causées par une névrite subaiguë *qui, par une sorte de dégénérescence, devient peu à peu de l'ataxie?*

Les lésions périphériques sont encore plus communes que les lésions centrales. Dans les nombreux cas de névrite traumatique constatés par W. Mitchell, cette lésion avait été accompagnée de troubles fonctionnels et trophiques que ce chirurgien a fait connaître dans tous leurs détails.

Et inversement, des cliniciens ont reconnu que certaines altérations de la peau, des muscles, des articulations, ont souvent pour cause une lésion nerveuse pé-

(1) Ferry, thèse citée.

riphérique. Les travaux de M. Charcot sur ce sujet sont devenus classiques ; et les thèses inspirées par lui, celles principalement de MM. Mougeot et Couyba, sont riches en observations de ce genre.

Il suffit de parcourir les publications de ces auteurs pour voir que toutes les manifestations de déchéance nutritive par altération nerveuse, soit traumatique, soit spontanée, présentent avec celles que nous avons constatées dans la gelure, un air de parenté évident, sinon une identité complète. Voici un cas bien propre à faire ressortir cette analogie. Il est extrait de la brochure de MM. Duplay et Morat.

M. Fochier avait dans son service à l'hôpital de la Croix-Rousse, à Lyon, au mois d'octobre 1872, un malade qui avait eu la cuisse droite traversée d'une balle au combat de Nuits. Le nerf sciatique fut gravement atteint, et la jambe correspondante, instantanément paralysée. Le trajet fut promptement cicatrisé.

« Sur le pied malade, *qui s'était gelé pendant la nuit*, il se forma, au bout de quinze jours, des phlyctènes ; même une mortification partielle et une perte de substance peu étendue s'ensuivirent au niveau du gros orteil.

Au mois de janvier 1871, formation d'un nouvel ulcère à la partie externe du talon. Cet ulcère n'est pas encore cicatrisé, bien que le malade n'ait pas cessé de garder le repos et de faire régulièrement son pansement, il présente, à peu de chose de près, les mêmes caractères qu'au début. Il a la largeur d'une pièce de 50 centimes il n'a pas plus d'un centimètre de profondeur; le fond est constitué par une surface bourgeonnante, anfractueuse; les bourgeons sont mous et blafards; du pus séreux est sécrété en minime quantité. L'épiderme épaissi tout autour de l'ulcération s'avance au-dessus de ses bords. Le pied tout entier présente une anesthésie et une analgésie complètes. Sensibilité obtuse à la place de l'ancien ulcère, au niveau de la malléole externe; elle est conservée sur la malléole interne et un peu au-dessous. La sensibilité de la jambe est conservée; elle est seulement un peu diminuée à la région postérieure. Toutefois, la sensation du froid et du chaud y est bien moins vive, et même le malade a toujours froid à cette jambe.

Enfin, le membre est atrophié à partir du genou. Les orteils sont un peu crochus ; les ongles sont fortement recourbés, et sont formés de couches écailleuses. Depuis l'accident, leur nutrition paraît en souffrance ; le malade ne les a coupés qu'une ou deux fois. » (1)

Les auteurs à qui nous empruntons cette observation la rapportent comme exemple de lésions trophiques produites par l'altération des nerfs; et cette altération, dans le cas présent, serait due à la blessure du sciatique.

Pour nous, la gelure du pied pendant la nuit expliquerait suffisamment l'apparition des troubles trophiques. Mais dans l'un et dans l'autre cas, c'est à la lésion nerveuse qu'on est obligé de les attribuer, sans

(1) S. Duplay et Morat ouvrage cité.

qu'il soit possible, à nos yeux, de faire la part du traumatisme et celle du froid.

De ce qui précède, ressort pour nous l'enseignement suivant. C'est que :

1° Les lésions trophiques et les lésions médullaires que nous avons observées, dans plusieurs cas de gelures anciennes, ne diffèrent en rien de celles qui se montrent à la suite d'autres violences extérieures, ou qui, dans certains cas, naissent spontanément ;

2° Toutes reconnaissent une cause déterminante unique, une altération nerveuse dégénérative ;

3° La gelure n'est qu'un cas particulier de l'étiologie multiple de cette altération.

La nature de cette altération nous est clairement démontrée par son mode d'évolution : elle est *inflammatoire*. Cependant, une sclérose, sans processus inflammatoire, serait-elle impossible? Nous ne sommes pas en état de résoudre cette question ; mais il suffit qu'elle puisse se poser pour nous engager à la réserve sur ce point. Quant à son espèce nosographique, les données de la clinique, de l'anatomie et de la physiologie pathologiques nous montrent en même temps que c'est une névrite essentiellement *chronique*.

Cette affection seule peut, en effet, rendre compte des symptômes fonctionnels : douleur obtuse, continue, quelquefois rémittente ; hyperesthésie et anesthésie locales constantes, suivant le degré de l'altération. La marche envahissante vers les centres nerveux est le caractère distinctif de la névrite chronique ; la lenteur extraordinaire du développement des lésions trophiques, et les oscillations entre la guérison apparente et les récidives sont en rapport avec les phases de génération et de dégénération des tubes nerveux. Enfin, la prolifération du tissu cellulaire, surtout à la périphérie; l'augmentation de volume des nerfs, la dégénérescence spéciale des éléments nerveux, n'appartiennent qu'à la névrite chronique.

On pourrait encore se demander si la névrite a été chronique d'emblée, ou si elle a succédé à une névrite aiguë. Nous ne pourrions rien avancer de positif à cet égard, n'ayant pas assisté au début de l'affection. Toutefois, les malades que nous avons observés n'ont jamais appelé notre attention sur des phénomènes qui eussent pu faire penser, à un moment donné, à l'invasion d'une maladie fébrile, et nous penchons à croire que, dans la grande majorité des cas de gelures anciennes, la névrite a été chronique dès sa naissance.

Si maintenant, faisant la synthèse de notre travail, nous voulons mettre en lumière les idées générales qu'il renferme, celles-ci peuvent se réduire aux trois propositions suivantes :

1° Certaines lésions trophiques et fonctionnelles peuvent survenir à la suite d'anciennes gelures ;

2° Il n'existe que des altérations nerveuses, comme raison d'être de ces lésions ;

3° Toute altération des nerfs produit, en effet, des lésions identiques à celles des gelures anciennes.

PATHOGÉNIE

Quel est le lien intime qui rattache à l'altération nerveuse les lésions que nous avons vues se manifester après les gelures?

Pour les troubles sensitifs, le rapport est des plus simples, puisque le nerf est à la fois cause et effet : la cause, c'est le nerf altéré dans sa texture anatomique; l'effet, c'est le nerf altéré dans ses propriétés physiologiques. Douleur, anesthésie, analgésie, hyperesthésie, tous ces troubles fonctionnels ne sont qu'un changement, en plus ou en moins, apporté dans la propriété sensitive du nerf par l'état morbide du nerf lui-même.

Pour être moins directe dans les troubles de la motilité, l'influence nerveuse n'en est pas plus obscure. Si la lésion nerveuse est centrale, l'excitation de la contractilité musculaire est éteinte ou exagérée dans sa source; si elle est périphérique, c'est la transmission des ordres de la moelle qui est interrompue.

Dans ce dernier cas, remarquons que les troubles de la motilité peuvent dépendre de la fibre nerveuse motrice ou de la fibre sensitive. La première est-elle altérée, on conçoit bien alors l'impuissance de l'organe actif du mouvement, d'après son rapport connu avec la terminaison de la fibre nerveuse motrice.

Si, au contraire, c'est l'élément sensitif qui est altéré, le centre médullaire n'étant plus ou étant mal renseigné, suspend ses ordres ou n'en donne que d'intempestifs. Pour parler plus scientifiquement, l'excitation motrice vaudra ce que vaut l'excitation sensitive, puisque l'une n'est que la transformation de l'autre par action réflexe. C'est là évidemment le mécanisme de l'ataxie des mouvements de préhension chez les malades qui font l'objet des observations IX et XII.

Les troubles moteurs de nature centrale ne présentent, non plus, rien de spécial. Ils peuvent revêtir différentes formes : ataxie, paralysie agitante, paraplégie ; nous avons vu ces trois variétés dans les trois cas de lésion centrale que nous avons eus sous les yeux. Ce qui fait voir que l'influence du froid se fait également sentir sur l'une et l'autre des substances de la moelle.

Quant à l'altération du tissu musculaire, nous ne l'avons observée qu'une seule fois chez le pensionnaire de Bicêtre, où l'atrophie des deux membres inférieurs était très-prononcée; et cette atrophie était due à une lésion médullaire. De là, nous concluons que les nerfs moteurs périphériques sont rarement atteints dans les gelures. Cette innocuité ne peut s'expliquer que par leur situation plus profonde que celle des nerfs sensitifs.

L'influence nerveuse sur la nutrition des tissus est bien plus obscure, et les lésions trophiques beaucoup plus difficiles à expliquer que les troubles fonctionnels. « Il faut, dit M. Legouest, rechercher la cause de cette lenteur (de la guérison) dans la diminution de la vitalité des tissus, dans les obstacles que rencontre la circulation capillaire, dont la puissance de contractilité a été diminuée par le froid, et, peut-être, dans une altération mal définie du sang. » Et plus loin, le même auteur ajoute : « Le froid, par le trouble qu'il apporte à l'innervation cérébro-spinale, trouble altérant consécutivement la nutrition et l'hématose, doit être considéré comme la cause de ces états morbides. » (1)

Parmi ces hypothèses, l'altération du sang et la contractilité des capillaires méritent seules d'être discutées. Nous dirons dans un moment comment on pourrait comprendre l'intervention de ces deux causes dans les lésions trophiques.

C'est, d'ailleurs, sous cette forme dubitative qu'il convient d'aborder toute explication sur un sujet où le désaccord règne encore parmi les maîtres les plus éminents.

Ls uns, avec Samuel, placent dans les centres nerveux, à côté des propriétés sensitives et motrice, une autre propriété qu'ils appellent *trophique*. Celle-ci, inconnue dans sa nature, comme la raison dernière de toute chose, présiderait aux actes de la nutrition, en s'exerçant par le moyen de fibres nerveuses spéciales, appelées aussi trophiques. Cette théorie, assimilant le mécanisme de la nutrition à celui de la sensibilité et de la motilité, simplifierait singulièrement la pathogénie des lésions trophiques. Malheureusement, ce n'est encore qu'une ingénieuse hypothèse.

M. Vulpian n'admet qu'une partie des idées exprimées par l'auteur allemand. Pour notre professeur de pathologie expérimentale, la force trophique de l'axe médullaire, n'aurait plus, pour moyen de transmission,

(1) Legouest, Mém. cit.

des nerfs spéciaux, mais les nerfs sensitifs et moteurs eux-mêmes, qui suffisent à expliquer les phénomènes morbides et physiologiques de la nutrition, attribuées aux nerfs trophiques.

Une autre théorie, celle des vaso-moteurs, a été préconisée par Brown-Séquard. Voici, d'après ce physiologiste, ce qui se passerait dans une lésion nerveuse :

Contraction, par action réflexe, des vaisseaux de la moëlle épinière et de la pie-mère, anémie de la substance grise, limitée au point d'émergence d'un certain nombre de racines vaso-motrices; perte de la propriété excito-motrice de ces nerfs ; paralysie consécutive des petits vaisseaux sanguins et des capillaires, et, par suite, lésions trophiques.

Toutes ces théories se sont fait de mutuels et sérieux reproches. Ainsi, l'existence des nerfs trophiques n'a été démontrée ni par l'anatomie, ni par la physiologie : nous ne voyons pas, non plus, *la nécessité de les inventer* (Duchenne).

Les vaso-moteurs ne semblent pas avoir résisté davantage à la critique ; car, M. Vulpian, en sectionnant les ganglions cervicaux du grand sympathique n'a jamais vu se produire des lésions trophiques de la face. Selon cet éminent professeur, ces lésions auraient leur cause première dans un trouble de l'action trophique des centres nerveux. Mais on sait que dans maintes circonstances la perte de l'innervation n'a pas empêché le travail cicatriciel, ni produit, nécessairement des lésions trophiques.

Au reste, M. Vulpian n'est pas absolu dans sa manière de voir. Les objections contre la névrite visent surtout les lésions trophiques des muscles, et l'importance trop considérable, selon lui, accordée à cette cause dans les lésions des téguments.

Pour M. Charcot, loin de dépendre de l'abolition ou d'une diminution de l'influence trophique des centres, les lésions de nutritions seraient le résultat d'un travail irritatif central ou périphérique, allant retentir sur les cellules nerveuses cutanées. « C'est un sinapisme venant de l'intérieur, et non de l'extérieur. » (1).

C'est aussi cette manière de voir que l'observation nous fait adopter, avec quelques légères restrictions. Afin de rendre notre pensée aussi claire que possible, il est peut-être utile de rappeler ici quelques principes élémentaires de physiologie normale.

Dans l'acte de la nutrition, deux facteurs sont en présence; la cellule histologique et le liquide interstitiel.

Ce liquide pénètre par endosmose, l'élément anatomique.

Celui-ci, par une propriété vitale, rend semblables à lui-même les substances différentes qui composent le liquide : il se les *assimile*.

En même temps, l'élément anatomique se sépare de certains principes qui faisaient partie de sa substance: *c'est la désassimilation.*

Ces principes sont rejetés dans le liquide ambiant

(1) Poincarré, Leçons sur la physiologie normale et pathologique du système nerveux.

par un acte physique, l'exosmose, à l'état de corps inorganiques.

Quand ces échanges se compensent exactement, le volume et le nombre des éléments restent les mêmes, alors il y a *santé* dans les tissus.

L'intégrité des deux facteurs de la nutrition, c'est-à-dire la cellule et le liquide, est nécessaire au jeu régulier de cette double oscillation nutritive.

Il faut aussi l'intégrité de la force inconnue que nous avons appelée *vitale*, et qui préside aux actes *vitaux* de l'assimilation et de la désassimilation.

Quelle est cette force? nerveuse vraisemblablement, d'après ce que nous avons vu jusqu'ici de l'influence de cette force sur les phénomènes macroscopiques de la nutrition des tissus. Cette vraisemblance acquerrait un grand degré de probabilité, s'il était prouvé que toutes les cellules dégénérées sont l'aboutissant des dernières ramifications nerveuses, On sait que les choses se passent ainsi pour les cellules épithéliales de la cornée, des membranes pituitaire et gustative, de la couche de Malpighi, des glandes muqueuses et acineuses. (Dictionnaire de médecine et de chirurgie pratiques, tome XXIII, page 193).

Si une de ces conditions de vitalité des tissus vient à manquer, la nutrition se fait d'une manière anormale ou incomplète; elle peut même être entièrement suspendue.

Alors, survient la prolifération ou l'atrophie, la liquéfaction et la résorption des éléments anatomiques, et, enfin, l'*ulcération*.

Dans les lésions trophiques consécutives aux gelures, l'élément anatomique et le liquide interstitiel doivent être mis hors de cause. C'est donc la force vitale qui est en défaut, force encore inconnue dans son essence; mais ayant, évidemment, un rapport avec la lésion nerveuse, seule cause appréciable de tous les désordres constatés.

Or, la plupart des lésions, les arthrites, entre autres, présentaient tous les caractères d'un état inflammatoire; les hypersécrétions cutanées; quelques ulcérations mêmes, au moins à leur début, étaient aussi le résultat d'un travail irritatif, hors de doute.

Mais, une fois produites, les ulcérations ne présentaient plus de phénomènes inflammatoires bien marqués : la regression des tissus se faisait d'une manière incessante, et la tendance à la cicatrisation restait nulle pendant de longs mois. D'autres s'étaient produites sans symptômes inflammatoires bien évidents, remplaçant spontanément une induration épidermique. Dans tous ces cas, il est difficile d'admettre exclusivement un travail irritatif et nous ferions volontiers intervenir la diminution de la force trophique, interrompue par la dégénérescence des fibres nerveuses.

Ainsi, à nos yeux, il ne serait pas illogique de penser que ces deux actes morbides, en apparence contradictoires, aient pu agir alternativement, coexister même, et s'ajouter l'un à l'autre dans la genèse des diverses lésions trophiques consécutives aux gelures. On aurait, en un mot, un processus inflammatoire, à marche lente, se développant dans des tissus dont la vitalité serait amoindrie.

Il faut aussi tenir compte du second facteur de la nutrition, le liquide interstitiel, qui, à notre avis, n'est pas tout à fait étranger aux troubles trophiques survenus après la gelure. Son intervention, toutefois, ne serait que secondaire, et sous une influence nerveuse d'un ordre différent, l'influence des vaso-moteurs. Les extrémités vaso-motrices n'ont pas de raison pour échapper, plus que les autres nerfs, à l'action du froid. Il n'y a pas, il est vrai, de preuves directes de cette altération ; mais le bon sens la fait regarder comme très-probable. On en voit les conséquences : les vasomoteurs président à la circulation du sang dans les petits vaisseaux, en règlent la quantité et, jusqu'à un certain point. la qualité. Leur excitation vient-elle à être amoindrie, paralysie des capillaires, ralentissement de la circulation périphérique, diminution, en un temps donné, du liquide qui entre en conflit, pour les renouveler, avec les éléments anatomiques. D'un autre côté, les déchets exosmotiques ne sont pas emporté avec la même rapidité par le torrent circulatoire, et leur stagnation, dans la trame des tissus, peut devenir une cause d'irritation et de troubles trophiques. Ce sont là des vues hypothétiques, il est vrai, mais cependant plausibles ; et ce n'est que comme telles que nous les émettons.

A ces briéves considérations sur la pathogénie des lésions trophiques, nous n'ajouterons qu'un mot en forme de conclusion : ni illusion ni prétention. Cette réserve nous est commandée et par les difficultés d'un sujet aussi épineux, et par l'exemple des hommes les plus compétents sur cette matière.

Le froid, heureusement, n'a pas toujours sur la nutrition des tissus cette funeste influence. Bien des personnes ont eu les mains ou les pieds gelés sans avoir été condamnés aux affections que nous avons rencontrées chez quelques malades. Mais pourquoi ces affections ne se produisent-elles pas dans tous les cas de congélation? Ces différence tiennent-elles à certaines qualités de l'agent, suivant les conditions dans lesquelles il agit, ou bien à des dispositions individuelles? Rien ne nous autorise à le supposer. Nous avons vu des lésions trophiques se produire à tous les degrès de la congélation, atteindre tous les tempéraments et les constitutions les plus fortes. La seule remarque que nous ayons faite à ce sujet, c'est que, au moment où ils avaient été réfrigérés, les malades que nous avons vus se trouvaient dans des conditions débilitantes : siége de Sébastopol, marches forcées, siége de Paris, travaux dans les carrières, naufrage, et autres situations précaires. C'est là, peut-être, une cause adjuvante du froid, mais qui n'éclaire pas beaucoup la question, si elle peut être éclairée. Nous penchons à croire que, dans ce cas, comme dans la plupart des maladies, il existe une cause prédisposante, une réceptivité morbide chez les individus atteints, sans qu'on puisse dire en quoi elle consiste, ni la soupçonner d'avance.

DIAGNOSTIC ET PRONOSTIC.

Le syndrôme des anciennes gelures ne pourrait être confondu qu'avec celui d'un traumatisme des nerfs ou d'une affection nerveuse des centres. Les renseignements donnés par les malades ne permettront, dans aucun cas, cette confusion.

Certaines manifestations strumeuses et syphilitiques pourraient aussi, à la rigueur, présenter quelque ressemblance avec les lésions précédentes. Ici encore la recherche de la cause fera éviter toute erreur. Nous en dirons autant de l'ergotisme gangréneux et de la gangrène sénile.

Dans l'acrodynie, les phénomènes du côté des pieds et des mains ont une grande ressemblance avec ceux de la gelure : engourdissements, fourmillements, hyperesthésie ou anesthésie, faiblesses, paralysie, altération des sécrétions épidermiques et pigmentaires se traduisant par de la desquamation, avec épaisissement de l'épiderme, qui devient jaune, noirâtre. (Desnos, Nouv. dict. de méd. et de chirur. prat., tome I, art. Acrodynie.)

Dans ces différents cas, il n'y aurait de difficulté de diagnostic que si, pour une raison ou pour une autre, on ne pouvait obtenir de renseignements sur les antécédents du malade et les circonstances qui ont précédé l'apparition des troubles trophiques ; ou bien encore si, en même temps que la gelure, il existait une des causes ci-dessus énoncées. Dans cette dernière supposition, il serait très-difficile de faire la part de chacune d'elles, quelquefois même impossible, comme nous l'avons vu pour l'observation empruntée au mémoire de MM. Duplay et Morat.

Pronostic. — Le caractère dominant de toutes lésions par congélation, fonctionnelles et anatomiques, c'est leur ténacité. Nous en avons vu qui duraient depuis cinq, dix et vingt ans, sans tendance à rétrocéder; au contraire, elles aussi, bien souvent, *crescunt eundo.* Sous ce rapport, le pronostic est très-fâcheux, puisqu'il faudrait à peu près renoncer à tout espoir de guérison. Dans la plupart des cas, on doit donc s'attendre à une infirmité persistante.

Celle-ci peut atteindre tous les degrés, depuis les troubles des sécrétions cutanées et de la sensibilité générale jusqu'aux lésions des articulations et des centres nerveux. Les troubles fonctionnels restent, en général, bénins et sont tout au plus le sujet de quelques légères incommodités. Cependant, dans deux cas, nous avons vu l'anesthésie de la main amener une ataxie dans les mouvements de cet organe et des troubles, dans l'acte de la préhension, assez sérieux pour empêcher tout travail manuel d'une certaine délicatesse.

Le pronostic est bien autrement fâcheux s'il existe des lésions matérielles. Les ulcérations ne font que gagner en étendue, déterminent des poussées inflammatoires dans les tissus voisins et récidivent avec une persistance désespérante. Les arthrites sont plus graves encore; elles peuvent suppurer, être suivies d'ostéite et nécessiter l'intervention chirurgicale. Se méfier d'une guérison apparente après quelques mois de traitement, et s'attendre à voir les mêmes phénomèns réapparaître au bout d'un laps de temps indéterminé, pour ne pas s'exposer à se bercer et à bercer le malade d'une fausse espérance.

Enfin, on ne doit pas oublier la cause prochaine de toutes ces lésions, la marche envahissante de la névrite et la possibilité de sa propagation aux centres nerveux. Nous avons vu deux ou trois exemples de cette terminaison ; et ce n'est guère qu'en cette circonstance que la santé générale se trouve atteinte et que le pronostic peut devenir fatal.

TRAITEMENT.

Il doit viser trois indications principales :

1° Les lésions anatomiques et les troubles fonctionnels ;

2° La cause prochaine de ces altérations ;

3° La diminution de la vitalité locale et générale.

Les symptômes les plus graves et qu'on sera le plus souvent appelé à combattre sont : les ulcérations, les arthrites et la douleur.

Il serait difficile de poser des règles générales pour le traitement d'affections si diverses, qui peuvent réclamer une foule de moyens thérapeutiques, depuis les topiques émollients jusqu'à l'instrument tranchant. En pareil cas, c'est au médecin qu'il appartient de faire un choix judicieux approprié aux personnes et aux circonstances.

Contre les ulcérations et les arthrites, nous signalerons en particulier le pansement ouaté de M. A. Guérin, dont nous avons pu apprécier plusieurs fois les bons résultats. Mais pour obtenir de ce pansement tous les effets qu'on est en droit d'en attendre, il faut l'appliquer avec méthode, suivant certaines recommandations de ce chirurgien.

Un médecin anglais a employé contre les ulcères chroniques des jambes un moyen qui pourrait trouver ici son emploi rationnel. Voici ce que publie à ce sujet la *Revue des sciences médicales* : « Un ulcère atonique de deux pouces de diamètre, situé au-dessus de la malléolle interne, chez une femme de 85 ans, avait résisté depuis quinze ans à tous les traitements. L'auteur eut l'idée de la traiter par la bande d'Esmarck; il l'appliquait une fois tous les jours, et la malade la gardait aussi longtemps qu'elle pouvait la supporter, c'est-à-dire dix à quinze minutes. Elle vaquait à ses occupations, et tout autre traitement avait été suspendu. En très-peu de temps, l'amélioration fut manifeste, l'épiderme des bords de l'ulcère s'avançait peu à peu vers le centre; et, ce qui est très-remarquable, un îlot d'épiderme se formait au centre même de l'ulcère. La guérison fut complète en moins d'un mois, et depuis la cicatrice est restée intacte malgré un violente eczéma qui survint quelque temps après.

Depuis ce temps, l'auteur a appliqué ce traitement dans six cas. Dans les cinq premiers, la guérison a été complète et permanente; dans le sixième, où l'ulcère, très-étendu, occupait la face antérieure du tibia, une partie de la cicatrice se rompit. Il marchait de nouveau vers la guérison quand le malade fut perdu de vue.

Pour l'auteur, la guérison dépend d'une alternative d'anémie et d'hyperémie qui amène dans la partie malade une circulation très-active (1).

Parmi les moyens employés par M. Terrier contre des lésions aussi rebelles, l'électricité, sous forme de courant continu, est un de ceux qui lui inspirent le plus de confiance. A ce propos, nous pensons devoir rappeler un mode encore peu connu d'appliquer cet agent à la thérapeutique dans le traitement des ulcères. C'est encore un praticien anglais qui l'a fait connaître; et nous empruntons à la même Revue l'analyse du travail original : « Après l'exposé d'un certain nombre d'expériences et d'observations, l'auteur établit que, si l'on applique sur des surfaces ulcérées des plaques métalliques différentes, réunies par un fil métallique, on détermine un courant électrique dont l'action est stimulante, comme le démontre l'afflux sanguin qui en est la conséquence, et aussi la réparation qui se fait là où tous les autres pansements stimulants étaient restés sans effets. Une fois la réparation commencée, elle s'achève sans qu'on ait besoin de continuer l'emploi du courant électrique qui l'avait déterminée.

(1) S. D. Turney, The Practitioner, mai 1876, dans Rev. des sciences méd., p. 749-750, Paris, 1876.

Si, au lieu de plaques inertes, on emploie des plaques de zinc, il se forme à son niveau, aux dépens du chlorure de sodium des liquides de la plaie, du chlorure de zinc, dont l'action escharotique peut être utilisée d'autant plus avantageusement qu'elle n'est pas douloureuse, contrairement à celle du chlorure de zinc, employé directement.

Lorsque deux plaques métalliques sont inertes, l'action est plus marquée sous la plaque positive.

On peut produire les mêmes effets avec les courants d'une pile électrique extérieure au malade ; en employant des électrodes d'argent, et, au besoin, un électrode en zinc, du côté positif.

La direction du courant n'a pas d'importance, l'influence nerveuse n'ayant pas d'action sur les effets électro-chimiques locaux qui se produisent » (1).

Ces résultats sont d'autant plus beaux que les affecons dont il s'agit ont toujours fait le désespoir des malades et des médecins. Toutefois, nous ne sommes en état ni de les confirmer, ni de les infirmer par notre expérience personnelle, et nous ne faisons que les signaler, en attendant l'occasion de pouvoir nous édifier sur ce sujet.

Contre le symptôme douleur on aura recours aux calmants et aux anesthésiques. Mais ces moyens seraient tout à fait insuffisants dans la première période de la maladie, alors qu'il marque le début de la névrite. Dans ce cas, il faudra intervenir énergiquement,

(1) Goldinberd, Guy's Hosp. Reports, dans Revue des sc. méd., ibid.

s'adresser aux antiphlogastiques et au contre-irritants, sachets de glace, vésicatoires volants, sangsues, au besoin, afin de chercher à faire rétrocéder le processus inflammatoire. On aura de grandes chances, si on parvient à enrayer l'affection nerveuse, d'écarter, du même coup, la série de lésions qu'elle engendre en passant à l'état chronique.

De là, la nécessité, après toute congélation, de voir s'il reste, dans l'organe réfrigéré, des douleurs insolites, et de les combattre dès leur début.

Enfin, la troisième indication est relative à la diminution de la vitalité générale et locale.

Les douleurs névralgiques des ulcérations sans cesse renaissantes, un état presque permanent d'impotence, finissent par énerver les malades et jeter l'organisme dans une dépression qu'il conviendra de combattre par les névrosthéniques, et, en particulier, par les différentes préparations de quinquina.

Pour relever la vitalité locale des tissus malades, on se trouvera bien des frictions, soit sèches, soit faites avec un liniment excitant. Mais on devra donner la préférence à la brosse électrique à fils métalliques très-fins, traversés par un courant induit.

Ces différentes médications risqueraient fort de rester sans effets si elles ne reposaient sur la prescription d'un repos absolu. Toute espèce de mouvement est ici doublement fâcheuse, et pour la guérison des ulcérations qu'elle retarde indéfiniment, et au point de vue de l'affection nerveuse. Il faut bien se rappeler que le repos absolu ne consiste pas seulement dans l'absence de mouvement de la totalité d'un membre, mais aussi de toute contraction musculaire isolée, et qu'on ne peut espérer de l'obtenir que par l'application d'appareils inamovibles. Il est toujours difficile d'y soumettre les malades, et presque impossible quand ils se sentent capables d'aller et venir ; cette santé relative n'est pas le moindre obstacle à la guérison des accidents consécutifs aux anciennes gelures.

RÉSUMÉ

Historique. — Les diverses affections chroniques consécutives aux anciennes gelures n'ont pas encore été l'objet d'étude spéciale.

Clinique. — Une douzaine d'observations que nous publions établissent l'existence et font connaître les caractères de ces affections.

Anatomie pathologique. — On ne retrouve que des lésions de nerfs périphériques qui puissent expliquer le syndrôme que nous avons observé.

Physiologie pathologique. — L'expérimentation prouve en effet que l'influence du froid détermine dans les cordons nerveux une inflammation qui ne diffère pas de celle que produit un agent traumatique ou irritant. Dans ce cas, il se produit aussi des lésions trophiques, semblables à celles qui se montrent dans les anciennes gelures.

Pathogénie. — La déchéance nutritive est ordinairement de nature inflammatoire. Mais d'autres causes peuvent concourir au même résultat.

Diagnostic. — En général facile.

Pronostic. Fâcheux quant à la durée des affections, léger au point de vue de la santé générale ; exceptionnellement fatal.

Traitement. — Indications précises ; moyens de les remplir variables ; guérison définitive problématique.

Paris. — A. PARENT, imprimeur de la Faculté de Médecine, rue M.-le-Prince, 29-31.

Paris. — Typ. A. PARENT, imp. de la Faculté de médecine, rue M.-le-Prince, 29-31.

www.ingramcontent.com/pod-product-compliance
Ingram Content Group UK Ltd.
Pitfield, Milton Keynes, MK11 3LW, UK
UKHW020325250726
13967UKWH00004B/1855